中国医学临床百家

于炎冰／著

脑神经疾病
于炎冰 2020 观点

U0349612

科学技术文献出版社
SCIENTIFIC AND TECHNICAL DOCUMENTATION PRESS

·北京·

图书在版编目（CIP）数据

脑神经疾病于炎冰2020观点 / 于炎冰著. —北京：科学技术文献出版社，2019.11
ISBN 978-7-5189-6168-9

Ⅰ.①脑… Ⅱ.①于… Ⅲ.①神经系统疾病—诊疗 Ⅳ.① R741

中国版本图书馆 CIP 数据核字（2019）第 247661 号

脑神经疾病于炎冰2020观点

策划编辑: 帅莎莎　　责任编辑: 帅莎莎　　责任校对: 张吲哚　　责任出版: 张志平

出　版　者	科学技术文献出版社
地　　　址	北京市复兴路15号　邮编　100038
编　务　部	(010) 58882938，58882087（传真）
发　行　部	(010) 58882868，58882870（传真）
邮　购　部	(010) 58882873
官方网址	www.stdp.com.cn
发　行　者	科学技术文献出版社发行　全国各地新华书店经销
印　刷　者	北京虎彩文化传播有限公司
版　　　次	2019 年 11 月第 1 版　2019 年 11 月第 1 次印刷
开　　　本	710×1000　1/16
字　　　数	180千
印　　　张	19.25　彩插6面
书　　　号	ISBN 978-7-5189-6168-9
定　　　价	138.00元

序
Preface

韩启德

欧洲文艺复兴后,以维萨利发表《人体构造》为标志,现代医学不断发展,特别是从19世纪末开始,随着科学技术成果大量应用于医学,现代医学发展日新月异,发生了根本性的变化。

在过去的一个世纪里,我国现代化进程加快,现代医学也急起直追。但由于启程晚,经济社会发展落后,在相当长的时期里,我国的现代医学远远落后于发达国家。记得20世纪50年代,我虽然生活在上海这个最发达的城市里,但是母亲做子宫切除术还要到全市最高级的医院才能完成;我患猩红热继发严重风湿性心包炎，只在最严重昏迷时用过一点青霉素。20世纪60—70年代，我从上海第一医学院毕业后到陕西农村基层工作，在很多时候还只能靠"一根针，一把草"治病。但是改革开放仅仅30多年，我国现代医学的发展水平已经接近发达国家。可以说，世界上所有先进的诊疗方法，中国的医生都能做，有的还做得更好。更为可喜的是，近年来我国医学界开始取得越来越多的原创性成果，在某些点上已经处于世界领先地位。中国医生已经不再盲从发达国家的疾病诊疗指南，而能根据我们自己的经验和发现，根据我国自己的实际情况制定临床标准和规范。我们越来越有自己的东西了。

要把我们"自己的东西"扩展开来，要获得越来越多"自己的东西"，就必须加强学术交流。我们一直非常重视与国外的学术交流，第一时间掌握国外学术动向，越来越多地参与国际学术会议，有了"自己的东西"也总是要在国外著名刊物去发表。但与此同时，我们更需要重视国内的学术交流，第一时间把自己的创新成果和可贵的经验传播给国内同行，不仅为加强学术互动，促进学术发展，更为学术成果的推广和应用，推动我国医学事业发展。

我国医学发展很不平衡，经济发达地区与落后地区之间差别巨大，先进医疗技术往往只有在大城市、大医院才能开展。在这种情况下，更需要采取有效方式，把现代医学的最新进展以及我国自己的研究成果和先进经验广泛传播开去。

基于以上考虑，科学技术文献出版社精心策划出版《中国医学临床百家》丛书。每本书涵盖一种或一类疾病，由该疾病领域领军专家撰写，重点介绍学术发展历史和最新研究进展，并提供具体临床实践指导。临床疾病上千种，丛书拟以每年百种以上规模持续出版，高时效性地整体展示我国临床研究和实践的最高水平，不能不说是一个重大和艰难的任务。

我浏览了丛书中已经完稿的几本书，感觉都写得很好，既全面阐述有关疾病的基本知识及其来龙去脉，又介绍疾病的最新进展，包括笔者本人及其团队的创新性观点和临床经验，学风严谨，内容深入浅出。相信每一本都保持这样质量的书定会受到医学界的欢迎，成为我国又一项成功的优秀出版工程。

《中国医学临床百家》丛书出版工程的启动，是我国现代医学百年进步的标志，也必将对我国临床医学发展起到积极的推动作用。衷心希望《中国医学临床百家》丛书的出版取得圆满成功！

是为序。

作者简介

Author introduction

　　于炎冰，二级教授、主任医师。国家卫健委中日友好医院神经外科主任，北京大学医学部及北京协和医科大学教授、博士研究生导师，中国医学科学院博士后流动站指导教师，中央保健会诊专家。享受国务院特殊津贴并两次荣获王忠诚中国神经外科医师年度奖，2009年入选新世纪百千万人才工程国家级人选，2015年获国家卫计委有突出贡献中青年专家称号。

　　社会任职：中华医学会神经外科分会常委兼功能神经外科学组候任组长，中国医师协会神经外科医师分会常委兼功能神经外科专家委员会主委，北京医学会神经外科分会候任主委兼功能神经外科学组组长，中华神经外科杂志副主编及定稿会专家，中国医师协会神经调控专业委员会副主委，世界华人神经外科协会常委兼功能神经外科专业委员会主委，中国研究型医院协会神经外科学专业委员会副主委兼颅神经疾患诊疗学组组长，中日神经外科联盟副主席兼副理事长，中国研究型医院协会神经微侵袭治疗专业委员会副主委，中国医药教育协会神经外科学分会副主委，中国医疗保健国际交流促进会神经外科分会副主委，中国医师协会神经修复学专业委员会颅神经修复专家委员会主委，国家神经外科手术机器人应用示范项目专家指导委员会副主委，中国颅神经疾患诊疗协作组组长，北京市王忠诚医学基金会常务理事。

专业特长：脑神经疾病的外科治疗、颅底外科、痉挛状态的外科治疗。多年来为显微血管减压术治疗脑神经疾病在中国的推广与普及做出了巨大贡献。

前 言

Preface

　　1991 年 8 月初刚刚走出校门的我进入了中日友好医院，站在那座标志性的鉴真大师雕像前，我心里满怀着对未来的憧憬与渴望。记得那天，在手术室里，时任中日友好医院神经外科主任的左焕琮教授正在全神贯注完成当天的第一台面肌抽搐显微血管减压术。那时的我不会想到，自己与脑神经疾病的外科治疗研究结下了不解之缘，迄今已为之倾注了近 30 年的心血和汗水，这份执着历久弥坚。

　　学生时代学习解剖学时，曾无数次惊叹于人体神经系统构造和功能的精妙，集中分布在桥小脑角这一狭小空间里的脑神经就是绝佳的体现。可能涉及脑神经的疾病也多种多样，最为常见的就是三叉神经痛和偏侧面肌抽搐。显微血管减压术（microvascular decompression，MVD）的起源就始于针对三叉神经痛外科治疗的临床研究，其根本机理在于脑神经根出入脑干区受责任血管压迫，易于发生脱髓鞘病变而产生症状，而解除血管压迫则可以治愈相应的脑神经疾病。当年脑神经血管减压手术的应用曾在学术界引起了不小的轰动，但直到 Jannetta 广泛应用于神经外科手术显微镜治疗面肌抽搐取得良好效果以后，才首次提出 MVD 的理念，MVD 才逐渐被大多数学者所认识。

MVD 治疗脑神经疾病在经历了漫长的发展历程后最终被广泛接受和应用，Jannetta 所创立的 MVD 也被认为是现代神经系统疾病治疗中最重要的突破性创新技术之一。直到现在，每当我面对一张张脑神经疾病患者的笑脸，还不禁感叹 MVD 手术的神奇效果，并沉浸于作为一名功能神经外科医生带来的成就感。

据可查证文献记载，MVD 于 1984 年由中日友好医院神经外科率先引入中国。近 30 年来，MVD 在国内飞速发展，成为功能神经外科领域治疗效果最好的手术之一。但从宏观角度而言，MVD 在我国仍未普及，发展还存在地区间很大的不均衡，脑神经疾病的整体治疗水平亟待提高。随着微侵袭神经外科技术的发展和对发病机制的深入研究，脑神经疾病谱也在不断扩展，诸如致残性眩晕、难治性耳鸣、原发性高血压等。MVD 作为精细程度极高的一类锁孔功能神经外科手术，既是功能手术，又是颅底手术、脑血管手术、脑干区手术，其规范化操作技术仍有待进一步推广。尽量提高 MVD 手术有效率、降低其并发症发生率仍是未来中国功能神经外科医生的主要努力方向。

中日友好医院神经外科是率先在国内开展 MVD 治疗脑神经疾病的中心，30 多年来，我中心对该技术进行了不断地改良与创新，成功诊治了数万例患者，提高了该技术的有效性和安全性，并对脑神经疾病进行了多方面的临床和基础研究，为MVD在中国的推广和发展做出了重大贡献。

适逢科学技术文献出版社"中国医学临床百家"观点系列丛书邀我就脑神经疾病的诊疗写出自己的观点，遂决定将既往的临床与研究经验进行总结，并结合国内外相关领域研究进展编纂本书，希望能够对国内同道起到一定的帮助和借鉴作用，为我国脑神经疾病诊治水平的提高贡献微薄之力。

必须指出的是，本书的内容是集体智慧的结晶，感谢中日友好医院神经外科历代医生的辛劳工作，也感谢多年来同道们对脑神经疾病诊疗事业的支持与贡献。鉴于编写时间仓促，本领域发展日新月异，本书定会存在一些不足之处，还请诸位同道积极反馈，以便再版时修订。

目 录
Contents

不断扩展中的脑神经疾病谱

1. 面肌抽搐

面肌抽搐（hemifacial spasm，HFS），发病多起自上、下眼睑，表现为眼角跳动，即眼轮匝肌间歇性抽搐，并逐渐向面颊扩展至一侧面部的所有肌肉，但额肌一般不受累。抽搐时间短则数秒，长则十余分钟，有间歇期，但间歇期时长随症状加重而逐渐缩短。严重时半侧面部痉挛，不能睁眼，甚至可以出现患侧面肌强直性痉挛及嘴角上提的"怪相"，重者可累及颈阔肌。双侧HFS者十分少见，若有往往是一侧先于另一侧发病，而且抽搐症状一侧轻、另一侧重。双侧同时发病、同时抽搐者未见报道。抽动起自口角并向上逆向发展的称为非典型HFS，临床较少见，患者自己不能控制症状，经常在情绪紧张、劳累、生气、遇见陌生人、在公共场所露面时发作。该病进展缓慢，一般不会自行好转或自愈。济宁市第一人民医院功能神经外科赵长地按Cohen等制定的痉挛强度分级，HFS 可分为以下几级：0 级，无痉挛；1 级，外部刺激引起瞬目增多或面肌轻度颤动；2 级，眼睑、面肌自发轻微颤动，无功能障碍；3 级，痉挛明显，有轻微功能障碍；4 级，严重痉挛和功能障碍，如患者因不能持续睁眼而无法看书，患者独自行走困难。

HFS 病因学的研究经历了一个漫长的过程。早在 1875 年 Schulitze 等报道了 1 例 HFS 患者的尸检结果，发现桥小脑角（cerebellopontine angle，CPA）面神经受到基底动脉（basilar artery，BA）动脉瘤压迫，但没有引起足够的重视。20 世纪初有学者推测 HFS 的病理改变在基底核，可能与炎症有关。此后，各类面神经周围支直接破坏性手术被应用于 HFS 的治疗，但都会导致不同程度的面瘫。1944 年，Campbell 与 Keedy 首先提出 CPA 血管压迫可能是 HFS 发病的基础；1962 年，Gardner 发表了题为《面神经松解术治疗 HFS》的文章，首先用血管减压术治疗 HFS，并明确提出了血管压迫病因学说。1966 年，Jannetta 进一步证实 HFS 由 CPA 异常血管压迫引起，并提出 Gardner 介绍的面神经血管压迫的部位（内听道至面神经出脑干的范围内）是错误的，神经受压的真正部位是面神经根出脑干区（root exit zone，REZ）；CPA 面神经根受责任血管压迫而发生脱髓鞘病变，传入与传出神经纤维之间冲动发生短路是导致 HFS 的根本病因。显微血管减压术（microvascular decompression，MVD）则通过用垫开物将责任血管推离面神经根部而达到治疗目的。自此，

MVD 正式创立。以 Ishikawa 为代表的一些学者通过对 MVD 治疗 HFS 围手术期面肌电生理学的研究，认为血管压迫造成面神经运动核兴奋性异常增高亦是 HFS 的一个病因。该理论丰富了血管压迫病因学，并对指导临床实践也有意义。20 世纪 70 年代中期以后，随着神经电生理监测、手术显微镜的应用和对 CPA 血管、神经显微解剖的深入研究，MVD 因其治疗 HFS 的安全性、有效性而迅速在临床推广。发展至今，HFS 已成为外科手术治疗效果最好的脑神经疾病之一。

2. 三叉神经痛

原发性三叉神经痛（trigeminal neuralgia，TN），主要表现为在三叉神经分布区内反复发作的阵发性剧烈疼痛。疼痛大多为单侧，以骤然发生的闪电式剧烈面部疼痛为特征，多为突然发作的阵发性剧痛，不发作时绝大部分患者完全不痛，仅极少数患者仍有轻度疼痛。剧痛发作突发突止。有些患者首次发作即为很严重的剧痛。有些患者开始发作疼痛较轻，以后逐渐加重。绝大多数疼痛持续数秒至数分钟，一般为 1～5 分钟，个别病例疼痛可持续半小时以上。发作间歇期疼痛可消失，且随病情的进展而缩短，一般为数十分钟至数小时不等；少数患者可有大间歇期，即数月或数年不发作。疼痛为撕裂样、触电样、闪电样、针刺样、刀割样或烧灼样，同时可伴患侧流泪、流涎或流涕、皮肤肿胀或皮温升高、面部潮红、结膜充血等症状。疼痛可昼夜发作，发作次数从数十次至数百次不等。约半数患者在三叉神经受侵犯支的分布区域内有一个或多个特别敏感的扳机点，这些扳机点多位于上下唇、鼻翼、鼻唇沟、牙龈、颊部、口角、胡须、舌、眼球等处。在精神过度紧张、焦虑、面部受机械性刺激或活动时可诱发发作，常见于打喷嚏、笑、咀嚼、转头、进食、饮水、风吹、寒冷、刷牙、洗脸、说话、打哈欠和刮脸时，甚至身体任何部位活动牵引面部时，均可引起疼痛的发作。因害怕发作，患者常想方设法避免一切能引起疼痛发作的诱发因素，因而常出现不洗脸以致面部污秽、说话不敢张口、不能正常进食只能进流质饮食等情况，进而引起消瘦、脱水、营养不良，甚至卧床不起。疼痛绝大多数局限于一侧三叉神经一支或多支分布区，尤以右侧及二、三支多见。少数疼痛为双侧性，多先后患病，一侧轻一侧重，同时发病者罕见。TN 的病程冗长，可持续多年不愈，甚至长达数十年。目前临床多采用国际头痛学会头痛分类委员会对原发性 TN 的诊断标准：①阵发性发作的面部疼痛；②疼痛至少包含以下 5 种表现：a. 疼痛只限于三叉神经的一支或多支分布区；b. 疼痛为突然的、强烈的、尖锐的，皮肤表面的刺痛或烧灼痛；c. 疼痛程度严重；d. 刺激扳机点可诱发疼痛；e. 具有发作间歇期。③无神经系统损伤表现；④每次发作形式刻板；⑤排除其他引起面部疼痛的疾病。

卡马西平是目前治疗原发性 TN 效果最确切、最为常用的药物，约有一半以上的患者口服卡马西平可长期有效缓解疼痛。该药主要作用于网状结构 - 背侧丘脑系统，通过抑制疼痛的病理性多神经元反射来缓解症状。初始剂量 100mg/d，最大剂量不宜超过 1000mg/d。其主要的不良反应包括嗜睡、头晕、胃肠道反应、共济失调、肝损伤、白细胞降低等，这些不良反应使相当一部分患者无法耐受而寻求其他治疗方法。其他治疗药物包括苯妥英钠、奥卡西平、加巴喷丁、布洛芬缓释胶囊等。约 1/3 的原发性 TN 患者需外科手术治疗。

事实上，MVD 起源于针对 TN 外科治疗的临床研究。1932年，Dandy 从 TN 的病例中观察到小脑上动脉（superior cerebellar artery，SCA）在三叉神经进出脑桥处压迫或扭曲三叉神经，从而首次提出血管压迫脑神经而产生临床症状的假说，但他并没有进行相应血管的减压，相反对这些患者进行了三叉神经感觉根部分切断术。Gardner 和 Miklo 是 TN 血管减压术的先驱者。1959 年，两位学者首先报告手术游离 CPA 三叉神经根上的动脉取得成功。1962 年，Gardner 在血管减压术的理念指导下治疗 TN 和 HFS，随后 Barker 等在术中利用显微镜进行血管减压。20 世纪 60 年代，Jannetta 自广泛应用手术显微镜治疗 HFS 取得良好效果以后，首次提出了 MVD 的理念，MVD 才逐渐被大多数学者所认识。

发展到今日，MVD 已成为一种被广泛认可、推荐的术式。脑神经根 REZ 受责任血管压迫最易发生脱髓鞘病变而产生症状，因此，在 MVD 术中应把 REZ 的充分减压作为第一要旨。造成压迫的责任血管多为扩张、延长、迂曲、硬化的椎 - 基底动脉系统血管。所有脑神经疾病的病理机制是相同的：脑神经根在 CPA 受到血管压迫进而产生临床功能亢进综合征，可伴随不同程度的功能丧失。这些综合征常常影响患者的生活质量，但一般对其生命不具有威胁。如果患者的生活质量因疼痛或因丧失其他功能而受到影响，而且药物治疗无效或有明显不良反应，MVD 是一种合理的选择。作为精细程度极高的一类锁孔功能神经外科手术，为尽量避免发生让患者难以接受的严重并发症，MVD 需要术者熟悉 CPA 的显微解剖，且需有较好的手术技巧和丰富的手术经验。

一般认为，典型原发性 TN 患者行 CPA 探查术中 100% 会发现有责任血管压迫，但临床实践中经常可以遇到探查过程中未发现责任血管的患者，此时往往需行三叉神经感觉根部分切断术（partial sensory rhizotomy，PSR），经由 CPA 入路行三叉神经根 PSR 手术步骤基本同 MVD。三叉神经感觉根部分切断的比例不宜超过 3/4，位于最内上方的感觉根纤维不可切断以免影响角膜感觉。PSR 术后患者面部疼痛虽可缓解，但 100% 会遗有面部麻木症状，是该术式的一大缺憾。

经皮穿刺三叉神经半月节射频毁损或球囊压迫术治疗 TN 的重要地位已经引起许多学者的研究和讨论。90% 以上的患者通过毁损治疗后有满意的疗效。其术后最常见的不良反应为感觉异常。与后颅窝开颅探查术相比较，虽然所有经皮操作具有低风险的明显优势，但至少 20% 的患者疼痛复发，因此，此法更适用于不能耐受或拒绝开颅手术的患者，是对 MVD 的有益补充。

3. 舌咽神经痛

舌咽神经痛（glossopharyngeal neuralgia，GN），是一种罕见疾病，发病率为（7 ～ 8）/100 万，仅仅是 TN 的 1/100 ～ 1/70。任何年龄都可出现，但 50 岁以上者多发。没有明显的性别差异。GN 表现为咽部、扁桃体区、舌根部、耳前等舌咽神经及迷走神经分布区的针刺样、刀割样、电击样阵发性剧痛；说话、吞咽、咀嚼、舌部运动等均可引起发作，部分患者伴有心源性晕厥、心律失常及低血压，甚至有生命危险。头部 MRI 或 MRA 检查需关注后颅窝及上颈椎以除外继发病变。如某些 CPA 肿瘤、蛛网膜炎、血管性疾病、鼻咽部肿瘤等均可激惹舌咽神经而引起舌咽神经分布区的疼痛，但疼痛发作持续时间长或呈持续性，诱发因素及扳机点均不明显，夜间为重。茎突 X 线正侧位平片或 CT 可鉴别茎突过长综合征（Eagle 综合征）。同时应行心电图检查以排除心脏病变。典型 GN 往往涉及舌根、扁桃体区及咽后壁，但不典型 GN 疼痛范围可能涉及外耳道前后、乳突区、下颌角前下方的咽部皮肤。当疼痛范围不典型时，为明确诊断，可行"扳机点试验"：应用 0.5% 丁卡因行咽喉部表面喷涂麻醉，疼痛缓解即为扳机点试验阳性，可基本确诊。GN 对卡马西平药物治疗有效。

GN 确诊后可先采用口服卡马西平治疗。但卡马西平如大剂量长期服用不良反应很大，因此，对于保守治疗经久不愈者可考虑手术治疗。Sicard 和 Robineau 在 1920 年首先提出用外科手段治疗 GN。1922 年，Adson 采用经颅舌咽神经根切断术进行治疗，Dandy 将其进一步推广，曾对 2 例患者行枕下入路舌咽神经根切断术而获得满意疗效，并提出疼痛复发与迷走神经和舌咽神经根之间存在交通有关，从而确立了舌咽神经根 + 迷走神经上部根丝部分切断治疗 GN 的经典术式。此后，各种手术入路相继开展。1977 年，Janneta 认为血管在脑神经根 REZ 对其形成压迫是引起神经根病变的基础，并成功地应用 MVD 治疗多例 TN、GN、HFS 患者，取得了良好效果。目前，经由乙状窦后入路行舌咽神经根 MVD 及舌咽神经根、迷走神经上部根丝选择性部分切断术（partial rhizotomy，PR）都是治疗原发性 GN 安全有效的手术方法。

经皮穿刺舌咽、迷走神经射频热凝毁损术现较少应用。伽马刀治疗 GN 有成功的个案报道，但因舌咽神经根纤细，定位困难，尚未广泛开展，也缺乏远期随访结果。

4. 第Ⅷ对脑神经功能障碍

第Ⅷ对脑神经又称前庭蜗神经，由前庭神经（前庭上神经、前庭下神经）和蜗神经组成，CPA 血管压迫该神经可能导致包括眩晕、耳鸣、听力障碍等在内的复杂症状，即第Ⅷ对脑神经血管压迫综合征。病情严重时给患者带来巨大痛苦，甚至丧失正常生活和工作的能力。与其他脑神经疾病相比，第Ⅷ对脑神经血管压迫综合征的诊断和治疗都比较困难。MVD 作为治疗 HFS、TN、

GN 等脑神经疾病的首选外科方法得到广泛应用，但对于第Ⅷ对脑神经血管压迫综合征而言，施行 MVD 在病例选择、手术指征、手术方法、疗效评价、并发症防治等方面尚不成熟，很多方面尚无统一标准。随着显微神经解剖学、神经电生理、显微神经外科技术等的进展，对于第Ⅷ对脑神经血管压迫综合征的 MVD 治疗有了很多新的认知，发展前景趋于明朗。

1936 年，McKenzie 首次提出第Ⅷ对脑神经与小脑前下动脉（anterioinferior cerebellar artery，AICA）之间解剖关系异常有可能是梅尼埃病的病因。1975 年 Jannetta 再次提出这一概念，并开始应用 MVD 来解决相关病症。1984 年，Jannetta 在总结多年临床实践经验的基础之上提出适用于 MVD 治疗的致残性位置性眩晕（disabling positional vertigo，DPV）的概念：患者头部或身体的任意动作均可导致头晕症状，运动时会有持续性头晕，安静坐卧位时症状消失。症状可表现为摇晃感或失平衡感，为非发作性、非疲劳性；稳定的轻重不一的真性眩晕或经常伴有呕吐的旋转感是 DPV 的重要特征。另一特点是，患者主观上感受到头内部的运动感，例如钟摆样来回摆动感、坐船感，或站立或行走时有地面上下浮动感，当身体处于某一特定位置时，上述症状表现会加重，内科保守治疗无效，前庭功能训练无效。因为身体的任何运动都有可能导致严重眩晕，故患者往往最终无法进行正常的日常生活和工作，比如其行走时可出现典型的"醉酒样"共济失调性步态，并经常向患侧倾斜。蜗神经受刺激症状和体征是

DPV 的另一重要特征，如耳鸣、听力障碍，同时可能伴有其他一些耳部症状如耳塞等，可能与 DPV 伴发其他脑神经相关症状有关。血管在压迫第Ⅷ对脑神经的同时可能压迫其相邻的其他脑神经而产生相应症状，这对鉴别诊断及判定侧别有帮助。DPV 需同其他以眩晕为主要表现的疾病相鉴别，如梅尼埃病、良性阵发性位置性眩晕（benign paroxysmal positional vertigo，BPPV）、良性发作性位置性眼震（benign paroxysmal positional nystagmus，BPPN）、血管性眩晕（椎基底动脉供血不足）、后循环卒中、前庭神经炎等。

第Ⅷ对脑神经血管压迫综合征的另一重要表现是耳鸣。导致耳鸣的原因是多种多样的，因属于主观症状，所以手术病例选择也比较困难。耳鸣可起因于内耳至听皮层听觉通路的任意位置，可来自于单耳、双耳或中枢。可能导致耳鸣的病因包括：血管异常、代谢异常、神经因素、颅面部外伤、颞下颌关节疾病、噪音环境暴露史、神经官能症等。Okamura 等将蜗神经血管压迫定义为：波动性低频听力障碍，呈缓慢进展；高调耳鸣或高调混合低调的耳鸣。类似于 DPV，病史的采集和症状学特征在第Ⅷ对脑神经血管压迫综合征相关耳鸣的诊断中也占重要的地位。

1998 年以前的研究认为可能提示第Ⅷ对脑神经血管压迫综合征的表现包括：①脑干听觉诱发电位（brainstem auditory evoked potentials，BAEPs）异常；②短暂眩晕发作；③单侧神经性耳聋；④持续性耳鸣伴听力障碍；⑤前庭功能检查异常；⑥眼震。

诊断第Ⅷ对脑神经血管压迫综合征所采用的辅助检查首先应包括神经耳科学检查（Romberg 试验、Romberg 加强试验、步态检查、耳内镜检查、电测听、听觉性中耳反射反应、语言分辨能力测试、前庭功能检查等）。患侧渐进性高频区间神经性耳聋或干脆听力丧失是血管压迫第Ⅷ对脑神经的指征，同时可能还包括无波动的低频区间"上坡性"听力丧失（类似于梅尼埃病早期的表现）及听力图中频区间轻度下降；患侧和正常侧听力图中听阈的微小变化亦有可能提示血管压迫第Ⅷ对脑神经，而患者往往并不能觉察这种微小变化。

很多学者认为，不论对于眩晕等前庭功能障碍患者还是蜗神经直接相关的耳鸣患者而言，BAEPs 都是最敏感的术前检查指标。Moller 认为患侧Ⅰ～Ⅲ波潜伏期延长≥ 0.2ms 或健侧Ⅲ～Ⅴ波潜伏期延长≥ 0.2ms 是血管压迫听神经的指征，前者的提示性更高；听力正常的患者患侧Ⅰ～Ⅲ波潜伏期延长＞ 2.3ms，对侧Ⅲ～Ⅴ波潜伏期延长＞ 2.2ms 被认为是不正常的，提示双侧 DPV。Okamura 等研究表明Ⅱ波波幅降低对于耳鸣患者也需特别注意。

Brackmann 等认为术前影像学检查对于确认手术指征很重要，只有 MRI 显示有血管压迫神经的 DPV 患者才可行 MVD 手术。也有学者持不同意见。Yap 等的研究认为，影像学检查对于确认 MVD 指征的意义确实存在争议，主要因为在无症状人群尸检中发现 CPA 血管压迫神经的概率并不低；但实际上大多数有症状的患者都可找到影像学证据，因此，对于有耳鸣或眩晕症状的患者如果发现血管压迫神经的影像学证据，对于选择下一步治疗方案还是具有一定指导意义的。

Moller 等对一组 169 例 DPV 患者术前检查结果显示：73/169 听力图异常，神经性耳聋最常见；BEAPs 异常者 136/169，其中 33 例 BEAPs 正常患者中，31 例前庭试验异常，19 例伴有其他相邻脑神经症状；前庭功能试验中，144/169 前庭功能障碍，其中 caloric 试验异常最为常见（58/144），该 58 例患者中有 29 例有自发性眼震，14 例 caloric 试验正常但有明显的自发性眼震，43 例 caloric 试验正常者存在不太显著的改变，如位置性眼震和旋转试验阳性，15 例所有前庭功能检查都正常，但其中 13 例 BAEPs 异常，1 例听力障碍，1 例有严重耳痛；双侧眩晕患者术前检查结果：29 例双侧眩晕患者中，23 例 BAEPs 异常，术后有 6 例恢复正常，23 例中有 17 例同时存在前庭功能障碍，6 例 BAEPs 正常的患者中 5 例前庭功能正常，29 例中 23 例有双侧耳痛、双侧 HFS、面痛或面部麻木。Guevara 等报道的 15 例耳鸣患者，术前行电测听检查，3 例（20%）正常听力，12 例（80%）感音性耳聋；BAEPs 检查：10 例（66.7%）Ⅰ～Ⅲ波间潜伏期较对侧延长 > 0.2ms，5 例（33.3%）Ⅰ波和（或）Ⅲ波不能识别，即听力波完全不同步；Caloric 试验检查前庭功能，2 例术前发现患侧前庭反应减弱；术前 MRI 检查发现血管压迫具有较好的敏感性与特异性，但当责任血管为 AICA 小分支（如弓下动脉）时 MRI 往往无法确认。

Yap 等认为，目前尚无诊断第Ⅷ对脑神经血管压迫综合征的确切标准。在大部分病例中，诊断依赖于患者的病史及症状，并部分受支持于听力图、前庭功能检查、BEAPs。手术只适用于内科保守治疗无效的严重病例。Moller 针对脑神经血管压迫综合征的手术指征包括：①耳鸣、眩晕、听力障碍，三种中任一种或多种症状的混合；②排除神经耳科学病因，且内科保守治疗无效；可能涉及的内科治疗：卡马西平、改善内耳微循环药物、激素、生物反馈疗法、理疗、心理治疗等；③ MRI 提示第Ⅷ对脑神经血管压迫综合征。Moller 同时指出，眩晕症状能明确血管压迫来自哪一侧，术前确认侧别至关重要；BAEPs、听力图、前庭功能检查、相邻脑神经功能检查有助于确认侧别。

Guevara 等的针对耳鸣的手术指征：①致残性耳鸣，不论耳鸣为何种类型都严重影响患者的日常生活和工作，耳鸣必须为单侧，内科治疗无效；② BAEPs 变化，出现潜伏期延长和（或）完全的听力波不同步；③ MRI 发现神经血管接触（MRI-T_2，CISS 序列），并排除其他可能导致耳鸣的继发病因，当发现压迫血管很可能是椎动脉（vertedral artery，VA）时则预期有很大治愈可能。2007 年，Moller 提出的耳鸣手术入选标准：①严重耳鸣病史及症状学特点；②部分神经耳科学检查（纯音听力图、语言分辨试验、听觉性中耳反射反应等）中听力图，语言分辨试验异常是听路受累的指征；③ BAEPs 发现 Ⅰ～Ⅲ波潜伏期延长及

Ⅱ波波幅降低甚至缺失是血管压迫蜗神经的重要指征。De Ridder 等的耳鸣手术入选标准则更加严格：①间断性发作性单侧耳鸣，每次持续不超过1分钟；②同侧伴随症状：a.HFS；b.耳深部疼痛和（或）面深部疼痛（中间神经痛，膝状神经痛）和（或）耳压迫感；c.眩晕发作，短时、视动诱发；d.耳鸣频率段的听力障碍；③ MRI 发现有血管压迫；④ BAEPs 异常。

Moller 报道 Jannetta 的神经外科中心在 1983—1990 年对 207 例 DPV 患者施行 MVD，所有患者术中都发现有明确血管压迫，这是迄今为止例数最多的一组 MVD 治疗第Ⅷ对脑神经血管压迫综合征的报告。207 例患者中，177 例单侧 DPV，平均 47 岁，病程平均 6.5 年；30 例双侧 DPV，平均 41 岁，随访 3 个月至 10 年，平均 38 个月。169 例单侧 DPV 中，36 例有耳深部疼痛，33 例同侧耳鸣，6 例双侧耳鸣，17 例同侧 HFS，15 例面痛，17 例同侧面部麻木。获得完整随访结果的 163 例单侧症状患者中，129 例（79%）症状消失或显著改善，可恢复正常生活和工作，无 1 例加重。26 例双侧症状患者中，20 例（77%）症状消失或显著改善。129 例有效的单侧患者中，术后 13 年内有 14 例复发，均施行二次手术，术后 11 例有效。手术疗效与性别、病程无关（Moller 的另一组病例分析显示年轻女性 DPV 患者疗效佳）。在施行的 254 例手术中，术后 4 例（1.6%）出现听力丧失；4 例（1.6%）出现显著听力障碍，3 例出现其他暂时性脑神经功能障碍包括吞咽困难、滑车神经麻痹、面瘫各 1 例，均在 3 ～ 6

个月内恢复。Moller 认为 MVD 是治疗 DPV 的有效方法。Moller 及 Jannetta 建议术中注意：①锐性分离小脑绒球与听神经之间的粘连；②术中全部行 BAEPs 监测；③部分病例显露第Ⅷ对脑神经后直接监测蜗神经复合动作电位（compond action potencials，CAPs）；④责任血管经常位于小脑绒球下方，压迫神经并在神经表面形成压迹；⑤神经全长经常可见多处血管压迫；⑥仅在个别病例中发现血管袢在内耳门处压迫神经。

迄今为止，最大宗的关于 MVD 治疗以耳鸣为主要表现的第Ⅷ对脑神经血管压迫综合征的病例报告同样来自 Moller 及 Jannetta 等，他们 10 年内手术治疗了 74 例致残性耳鸣患者（72 例 MVD、2 例行第Ⅷ对脑神经近脑干端切断术）。获得随访的 72 例患者中，13 例（18.1%，平均病程 2.9 年）耳鸣完全消失，16 例（22.2%，平均病程 2.7 年）显著改善，8 例（11.1%，平均病程 5.2 年）稍好转，33 例（45.8%，平均病程 7.9 年）无效，2 例（2.8%）加重；32 例女性患者中耳鸣消失或显著好转者占 54.8%，而 40 例男性患者中该比例仅为 29.3%。若干年后已任职于美国德克萨斯州德克萨斯大学达拉斯分校的 Moller 再次总结该组病例经验：手术成功率在不同性别之间有显著差异（女性成功率高）；手术成功率的另一个影响因素是耳鸣病程，病程越长疗效越差，故建议在 3 年之内手术；单侧耳鸣患者成功率明显高于双侧患者；认为病例选择标准的不同是导致疗效差异的主要原因，但总体而言，MVD 治疗耳鸣的效果差强人意。

当然也有令人鼓舞的结果。1997 年，Ko 及 Park 报道了 59 例耳鸣患者，MVD 术中发现大部分为 AICA 压迫；术后 30 例耳鸣消失或接近消失，21 例显著好转，4 例部分好转，4 例无效或稍好转；9 例术前患侧听力丧失者术后听力均有改善。年轻女性患者疗效更佳。

与其他脑神经疾病（包括 DPV）相比，MVD 治疗耳鸣的有效率较低。分析可能的原因：①不可否认脑神经 REZ 在脑神经 MVD 中起重要作用，只不过不同脑神经的 REZ 是不同的，感觉性脑神经的 REZ 较运动性脑神经长，如第Ⅷ对脑神经的 REZ 位于整个 CPA 脑池段，起自于内耳门内，这意味着手术需探查脑池内神经全长，增加了手术的难度和风险，而且乳突内听道段的神经受压无法行血管减压。有学者认为，非搏动性耳鸣及伴随的听力障碍可能与蜗神经脑池段受血管压迫有关，而血管压迫其内听道段可能与搏动性耳鸣有关。②当压迫神经的血管为穿行于面听神经之间的 AICA 或小脑后下动脉（posterior inferior cerebellar artery，PICA）分支时，满意减压常常比较困难。③蜗神经受到血管压迫后更靠近中枢的位置会受到影响，此种损伤可能不可逆，或需要相当长的一段时间才能恢复。④不同的病例选择会导致截然不同的治疗结果：MVD 治疗耳鸣的疗效与病程有关，病程越长治愈率越低，病程 3 年以上的 MVD 患者手术效果明显变差，因此，手术应尽早进行；双侧耳鸣者疗效差；伴有听力严重下降的耳鸣疗效差，一旦听力严重受损，MVD 往往难以治愈高调性非搏动性耳鸣，因此，同样建议手术应尽早进行；疗效与性别有关，有一组报告女性有效率 55%，而男性仅为 29%；BAEPs 异常是血管压迫神经的重要指征，主要是Ⅱ波消失及Ⅲ～Ⅴ波间潜伏期延长，术前发现有 BAEPs 变化的患者术后疗效更好，但当 BAEPs 明显恶化时再手术往往已丧失最佳时机，因此，手术应尽早进行，最好在 BAEPs 发生显著异常之前施行。⑤虽然对于把 MRI 阳性结果作为手术入选标准尚未有统一意见，但不可否认先进的三维重建 CISS 显像超薄 MRI 在筛选手术病例方面起到越来越重要的作用，被普遍接受的观点是 MRI 检查发现明确血管压迫神经的患者有效率可能更高。⑥所有脑神经 MVD 手术最为常见的并发症之一是听力障碍，一旦出现往往难以恢复，第Ⅷ对脑神经 MVD 术后听力障碍发生率与其他脑神经 MVD 相比显著增加，对这一并发症的顾虑很多时候制约了手术医师对责任血管进行彻底减压的操作，从而疗效不佳；术中 BAEPs 监测有助于降低其发生率。

截止到 2008 年，世界范围内 20 组病例报道了 545 例第Ⅷ对脑神经血管压迫综合征行 MVD 的患者，其中有耳鸣症状者 241 例，眩晕 269 例，耳鸣合并眩晕 34 例，感音性神经性耳聋 1 例；眩晕疗效佳者 75%～100%，平均 80%（242/302），而耳鸣为 27.8%～100%，平均 62.4%（171/274）。术前听力障碍者 223 例，其中有 49 例（22%）术后听力有改善。545 例中无 1 例手术死亡，有 34 例（6.2%）术后出现听力障碍或听力障碍加重。其他并发症包括：脑脊液（cerebrospinal fluid，CSF）漏 8 例（1.5%）、面瘫 4 例（0.7%）、枕部头痛 3 例（0.6%）、脑膜炎 2 例（0.4%），暂时性小脑症状、小脑血肿、暂时性复视、暂时性发音困难、暂时性上直肌麻痹、患侧前庭功能丧失、吞咽困难各 1 例（各为 0.2%）。

2009 年 1 月—2010 年 6 月，中日友好医院神经外科实施 21 例前庭蜗神经 MVD 治疗耳鸣、眩晕，其中 2 例同时存在耳鸣及眩晕，共计 15 例耳鸣患者及 8 例眩晕患者。21 例中男性 10 例，女性 11 例；年龄 37～66 岁，平均 57 岁；病程 2～15 年，平均 3.5 年。10 例伴有其他脑神经疾病的耳鸣患者中：3 例 TN 伴同侧顽固性耳鸣，耳鸣均为单侧；7 例 HFS 伴同侧顽固性耳鸣，6 例耳鸣为单侧，1 例为双侧。5 例伴有其他脑神经疾病的眩晕患者：1 例 TN 伴致残性眩晕、4 例 HFS 伴致残性眩晕。2 例耳鸣合并眩晕患者，均合并同侧 HFS，耳鸣均为单侧。以上患者均在实施乙状窦后入路手术治疗 TN、HFS 的同时行前庭蜗神经 MVD 治疗伴随的耳鸣或眩晕。3 例单纯耳鸣患者中，1 例为双侧耳鸣，1 例为单侧耳鸣，1 例单纯眩晕患者，均实施乙状窦后入路手术行单纯前庭蜗神经 MVD 治疗耳鸣或眩晕。症状学特点：①耳鸣，15 例耳鸣患者中，2 例为双侧耳鸣，13 例为单侧耳鸣；耳鸣均为持续性，高调耳鸣者 9 例，高调混合低调耳鸣 6 例；2 例双侧耳鸣均伴一侧听力障碍，该侧耳鸣均较对侧重，手术即选该侧；13 例单侧耳鸣患者中，伴同侧听力障碍 11 例；Romberg

试验阳性者 6 例；视动性（位置性）眼震检查阳性者 8 例；内科保守治疗无效。②眩晕，8 例眩晕患者均表现为短暂眩晕发作，一般持续数秒至数分钟，症状与运动及体位相关，导致患者无法进行日常生活和工作；3 例发作时伴有呕吐，2 例伴一侧耳鸣及听力障碍；Romberg 试验阳性者 7 例；视动性眼震检查阳性者 6 例；内科保守治疗无效，前庭功能训练无效。术前所有患者均行以下检查。①神经耳科学检查（含耳内镜检查）：21 例患者均未见异常。②电测听纯音听力图：13 例单侧耳鸣均发现有患侧高频区间听力障碍，其中 6 例伴对侧听力图轻度异常；2 例双侧耳鸣伴一侧听力障碍者均发现有患侧高频区间听力障碍，对侧听力图轻－中度异常；2 例眩晕伴一侧耳鸣及听力障碍患者均发现有患侧高频区间听力障碍，其余 6 例眩晕患者中有 2 例伴一侧听力图轻度异常，1 例双侧听力图轻度异常。③前庭功能试验：15 例耳鸣患者中 12 例前庭功能试验异常，8 例眩晕患者均伴前庭功能试验异常。④ BAEPs 检查：15 例耳鸣患者手术侧均有异常，表现为Ⅰ～Ⅲ波潜伏期延长和（或）Ⅱ波波幅降低，9 例发现对侧Ⅲ～Ⅴ波潜伏期延长；8 例眩晕患者 5 例手术侧 BAEPs 异常，2 例对侧 BAEPs 异常。⑤头颅 MRI 及 MRA 检查：21 例患者中12 例发现有明确血管压迫前庭蜗神经，6 例发现有血管袢靠近前庭蜗神经，3 例无异常发现。

常规乙状窦后入路手术探查 CPA，术中全程行 BAEPs 监测，彻底解剖前庭蜗神经及后组脑神经周围的蛛网膜，松解前庭蜗神经周围的粘连牵拉，使该神经在轴位上得到彻底松解，恢复其正常的解剖位置，从内耳门至神经 REZ 全面探查，将所有压迫神经或与该段神经接触的血管推离，并以棉垫隔开，常规关颅。术中所见：颅底凹陷或扁平颅底致后颅窝容积狭小者 12 例，占 57.1%；蛛网膜明显增厚者 16 例，占 76.2%；各种因素导致前庭蜗神经在轴位上偏离正常解剖位置者 10 例，占 47.6%；术中均发现有动脉性血管压迫前庭蜗神经，其中 VA 4 例（图 1），VA 合并 PICA 分支 4 例，VA 合并 AICA 分支 3 例，AICA 分支 5 例，PICA 主干 3 例，PICA 分支 2 例。术后即刻疗效：15 例耳鸣患者中治愈 7 例，均为单侧患者；好转 5 例，其中 1 例为双侧；无效 3 例，其中 1 例为双侧；8 例眩晕患者中治愈 4 例，好转 2 例，无效 2 例。平均随访 8 个月，15 例耳鸣患者中治愈 8 例，

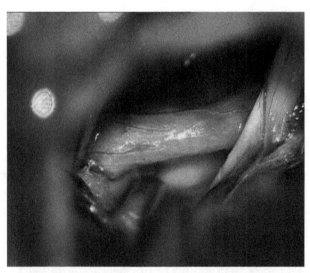

图 1　HFS 合并顽固性致残性耳鸣 MVD 术中见 VA 同时压迫面听神经（彩图见彩插 1）

好转 4 例，其中 1 例为双侧；无效 3 例，其中 1 例为双侧，治愈率 53.3%，总有效率 80%；8 例眩晕患者中治愈 4 例，好转 2 例，无效 2 例，治愈率 50%，总有效率 75%。并发症：1 例单纯耳鸣患者术后出现患侧听力丧失，随访期间未恢复；轻 - 中度面瘫 2 例，随访期间恢复；无菌性脑膜炎 1 例，腰穿治愈。

术后辅助检查：①电测听纯音听力图，13 例术前发现有患侧高频区间听力障碍的单侧耳鸣患者中 9 例术后复查听力图，其中 3 例有改善；2 例双侧耳鸣伴一侧听力障碍者术前均发现有患侧高频区间听力障碍，术后均复查但无改善；2 例眩晕伴一侧耳鸣及听力障碍患者术前均发现有患侧高频区间听力障碍，术后均复查有 1 例改善。②前庭功能试验，术前 12 例前庭功能试验异常的耳鸣患者中有 5 例术后复查，其中 3 例改善；8 例眩晕患者术前均伴前庭功能试验异常，术后复查 6 例，其中 4 例改善。③ BAEPs，15 例耳鸣患者术前手术侧 BAEPs 均有异常，术后 11 例复查有 8 例改善；8 例眩晕患者术前 5 例手术侧 BAEPs 异常，术后复查 3 例有 2 例轻度改善。

我们根据初步的临床实践提出了相对严格的手术适应证：①内科保守治疗无效的顽固性、致残性耳鸣或眩晕；②病程＜ 3 年；③排除神经耳科学病因；④患者有积极接受手术治疗的愿望；⑤耳鸣为单侧；⑥有证据明确提示眩晕手术侧别；⑦手术侧 BAEPs 异常；⑧耳鸣伴或不伴患侧轻 - 中度听力障碍，检查听力图有异常，排除严重听力障碍患者；⑨眩晕伴前庭功能试验异常；⑩目前不主张对单纯听力障碍者行 MVD。我们倾向于认为术前 MRI 检查发现责任血管存在较高的假阳性率和假阴性率。经验表明，细小的 AICA 分支同样可以作为责任血管起到压迫作用，而此类血管被 MRI 发现的概率很低；同时当术前 MRI 发现压迫血管很可能是 VA 时则可以预期有很大治愈可能。

初步临床实践表明，血管压迫前庭蜗神经是顽固性耳鸣、致残性眩晕的病因之一；MVD 针对有选择的耳鸣、眩晕患者是一种安全、有效的治疗方法。鉴于本组病例数不多、随访时间短，有待于工作进一步开展后积累更多的经验，以得出更有价值的结论。在此之前应谨慎开展此项工作。

5. 神经源性高血压

高血压分为原发性高血压和继发性高血压。继发性高血压是指继发于其他疾病或原因的高血压，血压升高仅是这些疾病的一个临床表现，约占所有高血压的 5%。尽管继发性高血压所占比例并不高，但绝对人数仍相当多，而且不少继发性高血压（如原发性醛固酮增多症、嗜铬细胞瘤、肾血管性高血压、肾素分泌瘤等）可通过手术得到根治或改善。神经源性高血压需排除继发性高血压才可诊断。需要鉴别的疾病包括：慢性肾脏疾病（如慢性肾小球肾炎、慢性肾盂肾炎、多囊肾和糖尿病肾病等）、嗜铬细胞瘤、原发性醛固酮增多症、睡眠呼吸暂停综合征、肾动脉狭窄、库欣综合征、主动脉缩窄、药源性高血压及某些神经系统疾病等。

有关神经源性高血压的病因目前以 Jannetta 提出的因左侧延髓腹外侧（ventrolateral medullary，VLM）受血管压迫所致最为人们所接受。这一学说是通过对脑神经功能紊乱的患者行 MVD 后观察而得出的。1973 年，Jannetta 等首次发现一例 GN 伴高血压（220/110mmHg）的患者，行 MVD 后患者血压得以控制，从此便开始了对神经源性高血压的进一步研究。他们注意到血压升高可能与左侧 VLM 及迷走神经受血管搏动性压迫有关，并提出了引人注目的假说：左侧 VLM 及迷走神经受血管搏动性压迫可能是神经源性高血压的原因，这提示可以通过左侧 VLM 的减压使血压下降。1975—1982 年，Jannetta 等对 42 例左侧 VLM 第Ⅸ、第Ⅹ对脑神经 REZ 有明显血管压迫的高血压患者进行了 MVD，有 32 例术后血压降为正常，4 例改善，6 例无变化，从而在临床角度验证了这一假说。之后许多学者运用 MVD 治疗了不少神经源性高血压患者。国内也有对患有神经源性高血压的患者行 MVD 并取得了满意的效果的报道。Quwerkerk 报道了 226 例 HFS、TN 患者行 MVD 后，发现所有患者的舒张压均下降，其中 7 例伴高血压的左侧 HFS 行 VLM 减压术后血压下降显著。Yamamoto 也有类似的报道。这些报道均支持 Jannetta 的假说。

动物模型的建立较好地模拟了神经源性高血压的产生和致病状态，为这一类患者行 MVD 提供了理论和实验依据。Jannetta 等 1985 年建立的神经源性高血压慢性动物模型中，通过神经血管刺激器作用于灵长目狒狒使其发展成高血压，而停止刺激后血压逐渐恢复正常；这提示搏动性刺激左侧 VLM 所引起的血管变化与人类高血压一致。试验性电刺激和化学刺激第Ⅸ、第Ⅹ对脑神经 REZ 可使血压升高，证实了血压调节区位于该处。从早先的大鼠模型试验了解到，左侧 VLM 喙端的网状结构中的神经元是自主调节和控制血压的关键区域，在这些位于下橄榄核喙端的神经元中存在合成肾上腺素的合成酶——苯乙醇胺氮位甲基转移酶，而且有许多来自于孤束核的纤维支配这些神经元，而孤束核又接受来自于动脉压力感受器、化学感受器及其他心血管系统的传入信息，这些信息通过第Ⅸ、第Ⅹ对脑神经传导，以左侧为主。左侧 VLM 喙端发出的投射纤维走向脊髓的中间外侧柱和中间内侧柱，电刺激延髓的左侧 VLM 喙端会引起动脉血压的升高，而该区的损伤会导致动脉血压的下降，这种现象提示该区负责拟交感神经信号的传出，即通过调节肾脏对钠的排出和肾素的分泌而调节血压。1996 年，卢明等用犬制成了神经源性高血压的动物模型，试验证明人为造成异常血管袢压迫左侧 VLM 及干扰第Ⅸ、第Ⅹ对脑神经 REZ 可使控制血压的神经调节系统失调，进而引起犬的高血压，解除血管袢压迫后血压可恢复正常。

虽然这些动物模型说明对左侧 VLM 喙端的搏动性刺激可以导致血流动力学的改变，但是在心血管调节中的延髓左侧优势机制仍不明确。1992 年，Naraghi 等报道了一项关于高血压患者尸体解剖的研究报告，24 例为神经源性，10 例为肾性，21 例为正常对照；显微解剖学的研究发现，在所有对照组和肾性高血压的标本中没有发现左侧 VLM 喙端受血管压迫的现象；而与此相反，所有神经源性高血压的标本中均发现了上述现象的存在。Naraghi 等于 1997 年的另一项研究报道显示，在 E 型短指畸形、高血压和左侧 VLM 喙端受血管压迫之间存在显著的相关性；定位于 12p 常染色体的显性遗传性高血压多合并短指畸形，在该研究中患有该疾病的一个家族接受了颅后窝的 MRI 和 MRA 检查，结果发现在所有 15 例患病的家族成员中都存在左侧 VLM 喙端受血管压迫的现象，而且有 6 例为双侧；在另外 12 例未患病的家族成员中却未发现上述现象；该研究的意义深远，因为在对照组和试验组之间存在极佳的可比性，这在自然状态下极难遇到。

上述研究未能说明为何延髓在调节心血管方面存在一个左侧优势的现象，一个可能的解释是：来自于左心室和左心房的心肌感受器传至孤束核的传入冲动主要通过左侧迷走神经的心脏 c 纤维传导，而血管对神经的机械性损伤可能阻断这种传导，从而使孤束核接受的传入冲动减少，最终导致高血压的发生。

MVD 治疗神经源性高血压的手术适应证：①术前排除任何继发性高血压，如嗜铬细胞瘤或肾动脉狭窄；②口服 3 种及 3 种以上降压药物血压仍较高；③经过正规降压治疗后至少 3 次不同时间测量血压而每次血压仍较高；④长期服用降压药严重影响肝、肾功能及日常生活；⑤年龄在 70 岁以下，无严重心、肝、肾功能障碍。手术禁忌证：①有症状性心力衰竭或射血分数

＜ 35%；②近 6 个月内有症状性心肌梗死或脑卒中；③近 6 个月内有心绞痛病史；④有肾功能不全；⑤继发性高血压患者；⑥严重凝血机制紊乱者；⑦术前患有糖尿病，血糖控制较差者；⑧年龄在 65 岁以上，有难以治愈的恶性疾病，治疗过程中可能有生命危险者；⑨其他因素致患者依从性较差，如痴呆、近 6 个月有酒精或药物滥用史等。

中日友好医院神经外科曾收治 1 例左侧原发性 TN、HFS、GN 及原发性高血压病共同发生的男性患者，术中发现此病例左侧 TN、HFS、GN 及原发性高血压与相应脑神经根部动脉性压迫、蛛网膜增厚粘连之间存在因果关系。术中所见：局部蛛网膜显著增厚粘连，SCA 主干及其两个分支压迫三叉神经，PICA 主干同时压迫面神经根部、舌咽神经根部、左侧 VLM 和迷走神经，给予涤纶垫棉分隔对神经的压迫，由于无法对三叉神经、舌咽神经和迷走神经进行满意、充分、彻底的减压，因此，术中同时切断三叉神经感觉根的 1/2，并切断舌咽神经根及迷走神经上部的第一根丝。术后患者左侧 TN、GN、HFS 即刻消失，持续 24 小时动态监测血压在正常范围；有左下面部、舌尖麻木及左咽部干燥感；无面瘫、吞咽困难、饮水呛咳、声音嘶哑。随访 12 个月，脑神经症状无复发，未服药情况下血压正常，左下面部、舌尖麻木症状减轻，左咽部干燥感消失。

另外 1 例男性患者，44 岁，因左侧少量基底核出血入院，既往高血压病史 1 年余，入院后给予控制血压等保守治疗，1 个月后脑出血平稳，但患者仍需口服 5 种降压药控制。这 5 种口服降压药分别为：硝苯地平（拜新同）30mg，每日 2 次，美托洛尔（倍他乐克）47.5mg，每日 1 次；氢氯噻嗪 25mg，每日 2 次；缬沙坦（代文）80mg，每日 1 次；特拉唑嗪（高特灵）2mg，每日 2 次。同时间断应用乌拉地尔或硝酸甘油静脉泵入用药，血压在 150 ～ 160/80 ～ 90mmHg。考虑患者为难治性高血压，完善相关检查：行肾动脉彩超和腹部 CT 排除了肾动脉狭窄因素；行血肾素、醛固酮检查，示肾素升高，醛固酮正常，排除了嗜铬细胞瘤。考虑神经源性高血压，行颅脑 MRTA 检查示左侧 VLM 第 IX、第 X 对脑神经出脑干处受左侧 VA 压迫典型。与患者及其家属充分沟通后，在全麻下行左侧乙状窦后入路 VLM MVD，术中证实左侧 VA 压迫第 IX、第 X 对脑神经出脑干处，予以垫棉垫开。术后动态监测患者血压变化，出院后随访 1 年。术后监测患者血压并未立即下降，术后第 3 天患者血压逐渐下降，并逐步停用降压药物，出院时患者口服两种降压药可维持血压在正常水平。随访 1 年，患者口服两种降压药（硝苯地平、缬沙坦）血压控制理想。术后监测血肾素降至正常，血钾升至正常；复查颅脑 MRTA 证实减压充分。

6. 中间神经痛

中间神经最初于 1563 年被确认，1977 年德国解剖学教授 Wrisberg 将其命名为 "portio media inter comunicantem faciei et nervum auditorium"。中间神经接受上泌涎核的刺激引起泪腺、颌下腺、舌下腺的分泌。中间神经痛，又称膝状神经节神经痛，是由 Hunt 首先报道，故又称 Hunt 综合征。原发性中间神经痛总体发病率低，女性发病率较高，典型症状为耳深部及乳突区刀割样、烧灼样、抽动性疼痛，严重时疼痛可向同侧面部、咽部、舌体外侧面和枕部放射，疼痛发作时可伴有患侧流泪及鼻黏膜充血。少数患者可伴有同侧面瘫、耳鸣、耳聋及眩晕，还可出现同侧乳突区、耳屏前及咽前柱部的疱疹。疼痛为持续性，但说话、咀嚼和吞咽不诱发疼痛，无扳机点。偶尔外耳道或鼓膜有疼痛触发点，轻触可诱发疼痛；另外，叩击面神经时可诱发疼痛。患者典型的临床表现是诊断的重要依据，再结合相关辅助检查并鉴别诊断，疾病即可确诊。在确诊中间神经痛时，需要与 TN、GN 和带状疱疹性疼痛相鉴别，前两者有扳机点可诱发疼痛；而中间神经痛则无扳机点；带状疱疹发病前常有感冒。此外，要排除急性中耳炎、外耳炎、颞下颌关节疾病、鼻咽癌侵及颅底、外耳道腺样囊性癌、茎突过长、血管损伤引起的疼痛等，还要注意排除咽部、甲状腺病变及 CPA 肿瘤所致的疼痛。

中间神经痛一般可分为两种类型：一种是以耳痛为主——耳型，疼痛从耳内或耳前开始，呈间歇性、阵发性或持续性剧烈疼痛，可扩散至面部深层结构，但其疼痛程度较耳痛轻。这种类型的疼痛需与 GN 相鉴别。另一种为边界不清的面部疼痛，多为连续数小时的疼痛，可伴有同侧副交感神经活动过度的表现。

有人认为疼痛可能是由于带状疱疹病毒从耳部经过皮肤侵入膝状神经节、面神经主干，发生炎症性、出血性病变。因为面神经与听神经在狭窄的内耳道内相邻，又为同一神经鞘覆盖，故易并发听觉、平衡觉障碍。临床特征为：①患侧耳痛及头痛作为初发症状；②耳甲部的带状疱疹，外耳道、鼓膜及软腭、舌根和舌前 2/3 的舌缘上的疱疹；③患侧 Hunt 区（是中间神经支配区的耳甲、外耳道、鼓膜部等）的发作性或持续性疼痛；④患侧高音性难听、耳鸣；⑤自发性水平眼震、眩晕；⑥患侧唾液、泪液分泌障碍；⑦患侧外耳道、舌前 2/3 感觉迟钝；⑧出疱疹后 1～10 天可发生患侧面瘫，多预后良好。

中间神经痛在临床需与 TN 相鉴别，其要点如下。①发病人群：TN 好发于 40 岁以上的中老年人，女性多见；而中间神经痛以中老年男性居多。②疼痛表现：TN 为突然发作的神经分布区域内剧烈难忍的疼痛，呈针刺样、电击样或撕裂样，发作持续时间较短，一般数秒到 1～2 分钟，疼痛好发于右侧面部，并局限在面部中线及神经分布区域。中间神经痛则可分为两种类型，一种是以耳痛为主的耳型，常始发于耳内或耳前，呈间歇性、阵发性或持续性剧烈疼痛，并可放射至同侧面部、舌外侧及咽部；另一种为边界不清的面部疼痛，持续时间达数小时。③伴随症状：TN 发作时伴有皱眉咬牙、张口掩目的痛苦表情，患者常用手掌或毛巾用力揉搓面部以缓解不适，病变严重时，患侧面部出现痛性痉挛，口角被牵向一侧，伴有面部发红、眼结膜充血、流泪、流涎等症状；而中间神经痛发作时常伴有同侧鼻黏膜充血及流泪，有时可出现味觉及听觉改变。中间神经痛及 TN 合并存在的病例国外也有报道。

中间神经痛还需与 GN 相鉴别，尤其是耳型，为一侧耳部剧痛，发作时间较长，常伴外耳道或耳廓疱疹，有时可引起周围性面瘫，个别不典型者仅表现为耳痛。GN 常表现为突发疼痛，其性质与 TN 相似，位于扁桃体、舌根、咽、耳道深部等，呈间歇性发作，每次持续数秒至 1 ~ 2 分钟，可因吞咽、讲话、咳嗽、哈欠等诱发，在咽后壁、舌根、扁桃体窝处可有疼痛触发点。

经药物治疗无效、愿意并能耐受手术者可作为手术治疗选择对象。可采用中间神经离断术：乙状窦后锁孔入路，探查 CPA，找到中间神经，距脑干 5mm 左右将其切断。也可采用中间神经MVD：行患侧乙状窦后入路，根据解剖学定位确认中间神经，显露压迫中间神经根的责任血管，用神经剥离子推开责任血管，然后显露中间神经根并确认神经根受压迫部位，用涤纶垫棉垫开责任血管，解除对中间神经根的压迫（图 2）。在无法完全与 TN和（或）GN 相鉴别时，保险的做法是行中间神经离断＋第Ⅴ、第Ⅸ、第Ⅹ对脑神经 MVD。

Lovely 和 Janneta 采用中间神经离断＋第Ⅴ、第Ⅸ、第Ⅹ对脑神经 MVD 治疗 10 例中间神经痛，疗效优良率达 90%。中日友好医院神经外科回顾性分析 1999 年 9 月—2009 年 8 月应用MVD 治疗的 18 例中间神经痛病例，其中，男性 11 例，女性 7

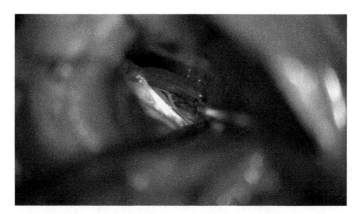

图 2　PICA 分支压迫中间神经根（彩图见彩插 2）

例，年龄 39 ～ 67 岁，平均 59 岁，左侧 10 例，右侧 8 例，病史 2 ～ 15 年，平均 6.5 年。患者均为经过 1 年以上口服卡马西平等保守治疗，疗效不理想者。MVD 术后疼痛完全消失 16 例（88.9%），偶有发作 2 例（11.1%），总有效率为 100%。并发症包括一过性轻度面瘫 3 例（16.7%）、轻度听力下降 2 例（11.1%）等。随访 23 ～ 60 个月，平均 35 个月，随访期间总有效率 100%，未见复发患者，术后并发症均在 3 个月内完全缓解。

7. 半侧咀嚼肌痉挛

咀嚼肌痉挛是一种咀嚼肌功能紊乱性疾病，以咀嚼肌突发、非随意性的张力性收缩为特征，持续数秒至数分钟，常导致下颌突然闭合、张口或偏斜，持续性痉挛可造成牙关紧闭。如果按照严格的咀嚼肌痉挛诊断标准，临床真正可以诊断为咀嚼肌痉挛的患者甚为少见。半侧咀嚼肌痉挛（hemimasticatory spasm，

HMS），也很罕见，只累及一侧咀嚼肌群，以受累肌短时间颤搐和更长时间的痉挛为特征。常发生受累肌肉肥大，用力紧咬可加重痉挛，主动张口可减轻痉挛的发生。通常患者感觉疼痛，可能是因为肌肉的过度收缩所致。有时痉挛非常严重，患者可能会咬伤唇舌，甚至导致牙齿断裂。除了不自主咀嚼运动和受累肌肉肥大外，神经科检查包括面部的感觉和肌力等均无异常。肌电图（electromyogram，EMG）对 HMS 的诊断具有重要意义，通常表现为与痉挛同步发作的群放电位。

根据美国口颌面疼痛学会关于咀嚼肌疾病分类及诊断标准，诊断 HMS 的诊断标准为：①休息及功能活动时急性发作的疼痛；②持续性、不自主的肌收缩（小束状收缩），导致运动度明显减少；③由于咀嚼肌受累，下颌运动明显受限；④肌电活动增加，可高于甚至明显高于息止位的肌电活动。

需要与 HMS 鉴别诊断的疾病包括 TN、局限性肌张力障碍、HFS、破伤风、局部运动性癫痫、多发性硬化性张力性痉挛等。HMS 的疼痛明显不同于 TN，为一种在痉挛发作期间的钝痛，患者描述疼痛为突然的肌肉张力性收缩所导致，不同于 TN 所表现的尖锐、刀割样疼痛，无扳机点。肌张力障碍，也称肌张力不全或肌紧张异常，是一组肌肉持续性不随意收缩而引起的扭曲、重复运动或姿势异常的综合征。下颌肌张力障碍临床表现为下颌偏斜，持续数天至数周，常合并颈肩肌张力障碍，而 HMS 发作期仅持续数秒至数分钟。HMS 与 HFS 的鉴别要点包括：① HMS

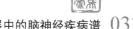

大多只累及咀嚼肌和颞肌，偶尔发生在翼内肌，翼外肌则绝少受累，而 HFS 起自于眼轮匝肌并常常扩散至面神经所支配的其他大部分肌肉；② HMS 受累肌肉常有肥大，而 HFS 则不发生肥大；③ HMS 可伴有疼痛，而 HFS 少有疼痛。破伤风、局部运动性癫痫及多发性硬化性张力性痉挛等疾病的病史及临床特征与 HMS 相比有较大不同，但某些不典型病例也可发生混淆，电生理检查有助于鉴别诊断。

HMS 的发病机制至今不明。EMG 是探讨 HMS 发病机制的重要手段之一。电生理学研究已经明确否定了中枢神经系统、交感神经节或肌肉等部位的病变是导致 HMS 发病的原因。Auger 等推测 HMS 同 HFS 的发病机制类似，因为两者的 EMG 结果很相似。因此，Auger 等推测 HMS 可能起源于三叉神经前根或运动核，但 Kaufman、Thompson、Cruccu、Kim 等学者则认为 HMS 可能起源于周围神经，往往起源于远端神经分支的异常电活动，此处神经束被神经周围组织所分隔，相对分散；而非起源于神经束紧密的下颌神经的前根或颅内部分。三叉神经支配颞肌和咀嚼肌的分支走行于翼外肌和颅骨之间，很容易因深层组织的病变而被挤压或牵张，造成局部脱髓鞘改变。局部脱髓鞘改变所造成的异位兴奋可使对咀嚼肌收缩的抑制作用受损。这可能为 HMS 主要累及咀嚼肌和颞肌的原因。但 HMS 的真正发病机制尚待更多病例的收集和更深入的研究。

国内外学者均认为，A 型肉毒毒素治疗咀嚼肌群痉挛可以达到控制临床症状的效果，多对患侧咀嚼肌采用多点注射方法，能在一段时间内缓解甚至消除肌肉痉挛，明显改善咀嚼肌功能，增大张口度。Chon 等报道了三叉神经运动根 MVD 治疗 HMS 的病例。目前国内外尚无大宗通过 MVD 治疗 HMS 的病例报道，仅见零星个案报道（图 3），疗效评估困难。也有人主张采用乙状窦后入路三叉神经运动根选择性切断术治疗 HMS，认为可以提高手术成功率。

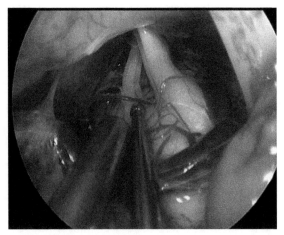

图 3　内镜下发现 SCA 分支压迫三叉神经运动支（彩图见彩插 3）

8. 痉挛性斜颈

痉挛性斜颈（spasmodictorticollis，ST），是指颈肌受到中枢神经异常冲动造成不可控制的痉挛或阵挛，从而使头颈部向一侧痉挛性倾斜、扭转，致使出现多动症状和姿势异常。1792 年，

Wepter 首次报道此病，在此后很长一段时间内各国学者在 ST 的病因问题上存在很大分歧：①可能是扭转痉挛或手足徐动症的组成部分；②可能是全身性肌张力障碍的首发症状；③可能是一种精神疾病，给予相应的治疗后，有些患者症状可得到一定改善。1952 年，Foix 用立体定向的方法成功地制作了该病的动物模型，认为 ST 是一种锥体外系运动障碍，为一种独立的器质性疾病。

ST 的确切病因及病理机制仍尚未明确，目前存在几种假说。①遗传因素：在一些家系中，ST 见于约 10% 的一级和二级亲属，有常染色体显性遗传的证据，伴外显率降低；1989 年，Ozelius 等发现了人类扭转痉挛基因，此病的遗传性似乎已被确认。②外伤：外伤一直被认为是 ST 的病因，9%～16% 的患者既往有头部或颈部外伤史，常发生在发病之前的数周至数月。③原发性前庭功能异常：有报道 ST 患者的前庭－眼反射反应性增高或不对称，表明前庭系统受累或颈－眼反射受累参与其发病机制。④其他：短时间或长时间对颈部振动刺激表明，患者的头位改变存在明显的差异，说明神经冲动的传入中枢加强过程障碍；由于周围本体感觉冲动的改变，导致代偿头部扭转的中枢性控制受累。最近的临床研究结果表明，其发病机制与锥体外系密切相关。

由于 ST 的发病机制仍不清楚，所以治疗方法也有多种。按心理精神运动障碍性疾病治疗也有一定效果。按锥体外系疾病治疗，则可采用背侧丘脑后腹外侧核、后联合等神经核团的毁损术，不过此类手术因其不良反应已被摒弃。按神经肌肉接合处递质代谢紊乱性疾病治疗，则有用胆碱酯酶拮抗剂（肉毒素 A）注射痉挛部位肌肉的方法。有学者认为，可按脑神经血管压迫综合征治疗，则采用 MVD。针对局部症状则采用受累肌群的肌腱切断、切除或选择性神经支切断术。不论何种治疗方法都有相当多的病例收到较好的效果，但同样也有一部分患者效果不佳。

椎管内、颅内段副神经根 MVD 早在 1981 年就有人尝试，之后被一些神经外科医师所采用。Freckman 等认为 ST 与副神经根受血管压迫有关，其发病机制可能与 HFS 或 TN 相同，认为副神经根的异常神经冲动可经交通支传递给颈 - 脊神经根，遂使颈肌产生异常兴奋。颅内段副神经根 MVD 行乳突后枕下开颅，剪开蛛网膜后推开动脉，在副神经和血管之间置入垫开物使副神经充分减压。Freckman 用此术治疗 33 例 ST，术前均行双侧 VA 造影，可见到 VA 或 PICA 的异常走行；随访 60 个月，症状全消失 5 例，优良 10 例，进步 13 例，无改变 3 例，恶化 2 例。研究发现，最常见的压迫血管为 VA 或 PICA，最常见的部位在第一齿状韧带水平。Freckman 将术中所见分为 4 种类型：Ⅰ型，第 1 颈神经后根缺如；Ⅱ型，正常；Ⅲ型，副神经与第 1 颈神经后根有吻合；Ⅳ型，第 1 颈神经后根与副神经吻合，但与脊髓无关系。国内有学者采用双侧副神经根 MVD，必要时加行 C_1 神经根及其交通支切断术治疗：枕颈后正中开颅后，先探查一侧枕颈交界处，如发现副神经在跨 VA 时与同侧 VA 粘连，则锐性游离副神经，将颅内段 VA 推离延髓，中间隔以垫片；然后剪断增粗变性的 C_1 神经后根，以及与副神经融合的分支，使副神经获得松解；再探查对侧，如无明显粘连，采用锐性分离方法从 VA 动脉壁上游离副神经，使其得到松解；再将颅内段 VA 推离延髓，中间隔以垫片；由于未打开过多的颈椎节段，故并无颈部稳定性下降的并发症；未切断副神经和 C_1 神经前支，所以，颈肩疼痛和转颈无力均为一过性，经对症治疗和功能锻炼后多能纠正。周忠清等用 MVD 和选择性神经切断术结合的方法治疗 ST，根据患者颈部肌肉受累范围，采取副神经 MVD、$C_1 \sim C_3$ 神经根切断术；他们对 25 例 ST 患者术后进行了平均 23.2 个月的随访（2～42 个月），其中，23 例（92%）症状改善；8 例（32%）术后感觉颈肌无力，术后 1 年内逐步好转；3 例（12%）出现一过性轻微的吞咽困难，随访 2～3 个月，吞咽功能恢复正常；1 例术后出现长时间颈痛，持续 1 个月后缓解；无 1 例出现脊髓损伤症状或者死亡。

副神经 MVD 治疗 ST 是受 Jannetta 理论的启发和影响，但争议较多，需严格掌握手术指征。副神经 MVD 的理论认为 ST 病因是在周围而非中枢，这与当前对肌张力障碍性疾病的理解大相径庭，况且参与痉挛的肌肉大多数受 $C_1 \sim C_6$ 神经支配，这与 HFS 单一神经支配不一样，二者很难相提并论。副神经 MVD 治疗 ST 的最大优点是没有神经和肌肉切断手术后引起的严重神经功能障碍。由于到目前为止还没有完全了解引起 ST 的确切病因，因此，采用副神经 MVD 治疗 ST 的理论基础也还不完全清楚。

9. 多发性脑神经疾病

TN、HFS、GN 是临床常见的单根脑神经疾病，而多发性脑神经疾病在临床上较为少见。Kobata 等 1998 年首次系统报道多发脑神经疾病，他将合并两种或两种以上脑神经疾病定义为多发颅神经异常兴奋综合征（combined hyperative dysfunction syndrome，combined HDS）。多发脑神经疾病可发生在同侧，也可以发生在两侧，一般为不同步发生。

多发性脑神经疾病的发病机制并不明确，在既往文献报道中，可能与以下因素有关。

（1）年龄与性别：东亚多个中心发现多发性脑神经疾病好发于老年女性。Kobata 等发现在收治的 41 例多发性脑神经疾病患者中，大多数为女性（86.8%，$P=0.07$）；特别是对于同侧发病的患者，性别差异更为显著，女性患者占 94.7%（18/19，$P=0.05$）。作者同时发现，与同期 1472 例单发脑神经疾病相比较，多发性患者年龄较大（63.2 岁 *vs* 55.3 岁，$P=0.0009$），但双侧多发性脑神经疾病患者的起病年龄与单发者相比，起病年龄无统计学显著性差异。曹景蔚以年龄、性别为危险因素进行多因素分析，证实了多发性脑神经疾病更好发于老年女性患者，结合术中所见后颅窝容积相对较小，考虑好发于老年女性的原因为女性后颅窝容积相对男性较小，使脑神经与邻近血管排布更紧凑，进而增加了脑神经血管压迫综合征的概率。

（2）高血压：有学者考虑高血压是 HFS、TN 的相关危险因素。Yang 研究证实多发性脑神经疾病患者中高血压的发病率明显高于单发患者。但曹景蔚发现高血压能促进多发性脑神经疾病的发展，却并不是多发性脑神经疾病的独立危险因素。有学者推测高血压引起的血流动力学改变可引起椎 - 基底动脉系统迂曲、延长，迂曲、延长的椎 - 基底动脉可能导致脑神经 REZ 区受到更重的压迫。有多位学者报道迂曲、延长的椎 - 基底动脉易导致同侧多发性脑神经疾病，且发病顺序一致。面神经最先受累，而三叉神经症状最晚出现，这些可能与椎 - 基底动脉的解剖位置有关，因双侧 VA 常在桥延沟附近汇合为 BA，与面神经 REZ 最为接近，而三叉神经位置偏上，因此一般最后受累及。

（3）糖尿病与高脂血症：有研究表明，糖尿病是 TN 发生的危险因素，但有学者提出糖尿病并非是多发性脑神经疾病的危险因素，其将多发性脑神经疾病组与单发组中糖尿病发病率进行比较后，发现二者无显著统计学差异（$P=0.752$）。同时有研究表明，高脂血症不是多发性脑神经疾病的危险因素。

（4）后颅窝容积：有学者在对多发性脑神经疾病行手术治疗时发现，此类患者后颅窝容积较小，然而作者并未对后颅窝容积进行定量测量与统计学比较。在后颅窝容积与单发脑神经疾病相关性研究中，Hardaway 等提出后颅窝容积较小可能是 TN 发生的独立危险因素。Horinek 等发现 TN 患者和对照组的后颅窝容积及其亚结构（包括脑桥池和 Meckels 室）没有差异，在分析后颅窝容积时，并没有将男性和女性分开。Park 等在另一项研究中也未发现二者后颅窝容积有差异。Cheng 等对 TN 和后颅窝拥挤性进行了前瞻性研究，他们测量 46 例 TN 患者与 46 例对照组后颅窝容积与后脑体积，计算后颅窝拥挤指数（posterior fossa crowdedness index，PFCI）为（颅窝容积/后脑体积）×100%，经对比后作者发现，TN 患者的后颅窝拥挤指数显著高于对照组，女性后颅窝拥挤程度高于男性，年龄与后颅窝拥挤程度呈负相关。在多发性脑神经疾病中，尚未有相关报道。

（5）其他因素：①家族易感性，Tacconi 等报道双侧 TN 患者的 TN 家族史在统计学上比单侧患者更为常见，提示某些患者和家庭可能有双侧 TN 的易感性。②继发性因素，Fonoff 等回顾既往文献报道的 45 例 TN 合并 HFS 患者后指出，详尽的影像学研究必须包括在诊断程序中，因为肿瘤、血管畸形、动脉瘤和后颅窝骨性畸形有可能导致多发性脑神经疾病。近年来有学者首次报道蛛网膜炎症引起 TN 合并 HFS，提示术中应警惕蛛网膜粘连的发生。

临床上多发性脑神经疾病较为少见，其发病率各家报道不一，占脑神经疾病总数的 1% ～ 3%。其临床特点包括：①同侧 TN 合并 GN：自 1910 年 Weisenberg 首次命名并报道 GN 以来，文献报道其的发病率较低。但在既往大宗多发性脑神经疾病的报道中，TN 合并 GN 却是最为常见的类型。辽宁省人民医院收治的 50 例单侧多发性脑神经疾病患者中有 38 例 TN 合并 GN；齐鲁医院报道的 44 例多发性脑神经疾病患者中有 26 例同侧 TN 合并 GN。Kobata 统计了 20 世纪有报道的 75 例同侧 TN 合并 GN 患者，占同期 GN 发病率的 10.0% ～ 46.7%；在其收治的 3 例同侧 TN 合并 GN 患者中，TN 均为第三支疼痛，故提出 TN 第三支疼痛易于与 GPN 症状相混淆，需认真鉴别诊断。②同侧 TN 合并 HFS：同侧 TN 合并 HFS 最早由 Cushing 于 1920 年报道，称之为痛性抽搐（painful tic convulsif）。Zhong 等在 9 例同侧 TN 合并 HFS 患者中发现，HFS 往往出现较早，除 1 例患者外，其他患者均以 HFS 发病，在随后 1 ～ 16 年间出现同侧 TN。既往文献中继发性病因引起同侧 TN 合并 HFS 的报道较多，需仔细诊断，明确病因。③双侧 TN：有文献报道双侧 TN 占 TN 病例的 0.3% ～ 2.39%。双侧症状发病多不同步。Zhao 等报道了 13 例双侧 TN，只有 1 例最初表现为双侧疼痛同步出现，其余 12 例中左侧疼痛先出现 7 例（53.85%），右侧 5 例（38.46%），对侧症状出现的平均持续时间为（1.29±0.71）年。④双侧 HFS：既往文献中双侧 HFS 病例报道较少，双侧 HFS 的主要特征是不同步，表现为起病和症状通常从一侧开始，然后延伸到另一侧。但非典型双侧 HFS 与 Meige 综合征早期临床表现很相似，需要借助于神经肌电图、头颅磁共振血管成像检查，以明确受累肌肉是否同步收缩及是否存在脑神经血管压迫综合征，同时排除肿瘤等继发性因素，为二者的明确诊断提供临床依据。⑤其他少见类型：a. 有文献报道两例同侧多发脑神经疾病合并神经源性高血压，脑神经疾病都发生在左侧，行 MVD 后脑神经症状及血压都恢复正常。Naraghir 等研究表明，血管压迫左侧延髓腹外侧第Ⅸ、第Ⅹ对脑神经 REZ 区可导致高血压，行该区域 MVD 后随访，大多数患者高血压恢复正常。B.Ryu 等在研究第Ⅷ对脑神经受压致眩晕、耳鸣的诊治时，顽固性耳鸣合并 HFS 提示脑神经血管压迫综合征存在，6 例同侧顽固性耳鸣合并 HFS 行 MVD 后症状消失。但对于双侧耳鸣，MVD 效果不佳。

与单发性脑神经疾病一样，MVD 是治疗多发性脑神经疾病应用最广、最有效的外科治疗方法。综合既往文献报道的多发性脑神经疾病病例，MVD 术中所见责任血管与单发性脑神经疾病大体一致。有研究发现在多发性脑神经疾病中主要责任血管大多为多个，TN 主要为 SCA（49.2%）及岩上静脉属支（11.9%），HFS 主要为 PICA（57.2%）、AICA（21.4%）及 VA（21，4%），GN 主要为 PICA（78.6%）。有统计分析发现多发性脑神经疾病患者与单发者相比较，责任血管的构成无显著性差异。

在某些单侧多发性脑神经疾病患者中，术中发现同一支责任血管可累及多根脑神经。如我们报道的 23 例多发性脑神经疾病患者中，2 例同侧 HFS 合并 GN 的患者为单一责任血管压迫，分别为 VA 及 AICA。曹景蔚等报道的 44 例患者中，2 例为同侧 TN、HFS 合并 GN 患者，术中发现，分别为 AICA 和 PICA 同时压迫面神经根和舌咽神经根。王永南等报道的 6 例 TN、HFS 合并 GN 中，1 例同侧发病患者术中发现 PICA 同时压迫面神经根及舌咽神经根。多位学者报道 MVD 术中发现椎基底动脉扩张症是导致脑神经疾病多发的重要因素。王永南等在 TN、HFS 合并 GN 患者 MVD 术中发现迂曲、扩张的椎 – 基底动脉易于造成脑神经 REZ 的压迫。有时尽管椎 – 基底动脉不是直接主要责任血管，但其侧向偏离可形成患侧椎动脉优势（vertebral artery dominace，VAD），VAD 可能会导致 VA 及其相关分支接触 / 压迫脑神经 REZ 区的概率增加。

Kobato 等首次系统报道了 18 例双侧多发性脑神经疾病患者，共行 28 例（次）MVD 治疗：23 例 TN，5 例 HFS；另有 18 例同侧多发性脑神经疾病患者，共行 33 例（次）MVD 治疗：16 例 TN，14 例 HFS，5 例 GPN；在总计 39 例 TN 患者中术后 32 例治愈，3 例好转，3 例复发后再次行 MVD 治疗；在总计 19 例 HFS 患者中术后 17 例治愈，1 例好转；在总计 3 例 GPN 患者中术后 2 例治愈，1 例好转；术后死亡 1 例，为 71 岁女性同侧 TN 合并 HFS，行 MVD 术后疼痛、痉挛均明显好转，但意识逐渐丧失，CT 显示小脑肿胀，3 周后死亡，考虑可能是由于术中闭塞了岩静脉所致。我们在国内首次报道了 23 例多发性脑神经疾病患者，共涉及 46 根脑神经，其中累及双侧者 6 人；术中证实有明确血管压迫者占 86.96%，且双侧病例 100% 发现血管压迫；22 例为多根血管共同压迫；均行 MVD 术治疗，全部病例随访 6 ～ 70 个月，平均 30.57 个月；术后总有效率 100%，治愈率 97.83%（45/46），仅 1 例 TN 复发，再次手术后治愈。曹景蔚等报道的 44 例多发性脑神经疾病患者，均行 MVD，术后平均随访 40.3 个月，治愈率为 97.7%（43/44），共有 3 例 TN 术后复发。

对于双侧 HFS 患者，有时单侧 MVD 可以解决双侧症状。Dou 等报道了在 2007 年 4 月—2014 年 12 月收治的 10 例双侧 HFS 患者均行 MVD 治疗后，随访 5 ～ 92 个月；10 例患者术后手术侧痉挛均完全停止；3 例对侧痉挛也消失，1 例对侧痉挛好转；6 例对侧痉挛无变化的患者中 5 例再次行对侧 MVD，痉挛均在 1 年内消失；对于单侧 MVD 可能解决双侧 HFS 的机制，作者推测是在解除术侧责任血管压迫的同时，对侧责任动脉也可能发生移位；椎 - 基底动脉系统的移位可能导致对侧神经血管接触的分离。

对于双侧 TN 患者，Zhao 等报道了 2013 年 1 月—2015 年 1 月应用 MVD 治疗的 13 例患者，预后均良好，其中 3 例患者 MVD 术后对侧 TN 症状也有改善，3 例患者有一些共同的特点：①症状持续时间较短，双侧症状发生间隔时间较短，三叉神经 REZ 受压较轻；②相比较其他患者年龄偏大；③均为女性。

既往关于 GN 合并 HFS 和 TN 的报道较少，王永南等报道 6 例患者，3 例为同侧，3 例为双侧发病；行 MVD 术后 4 例患者 HFS 即刻消失，2 例 3 个月后延迟治愈；4 例 TN 即刻消失，2 例 2 周后延迟治愈；4 例 GPN 即刻消失，2 例明显缓解；在 77 个月的随访中未见复发病例。

HFS 合并 GN 罕见。经查阅相关文献，既往有报道 TN、HFS 合并 GN 的报道，亦有 GN、TN 和（或）中间神经痛的报道，甚至有一篇文章报道 GN、HFS 合并局灶癫痫样运动，但尚无单一同侧 HFS 合并 GN 的报道。为此我们探讨了 HFS 合并 GN 的发病机制、临床特点、治疗方法和疗效，回顾性分析了 2014 年 1 月—2016 年 6 月中日友好医院神经外科收治的 5 例 HFS 合并 GN 患者，均行乙状窦后锁孔入路面神经根及舌咽神经根 MVD。结果：5 例患者中有 2 例责任血管为 VA 合并 PICA、AICA 同时压迫舌咽神经根及面神经根 REZ，2 例责任血管为 PICA（图 4），1 例责任血管为共干的 AICA 和 PICA；本组 5 例患者术后 GN 症状完全消失，其中 4 例术后疼痛立即消失，1 例疼痛在第 4 天消失；5 例患者 HFS 症状完全消失，其中 4 例术后痉挛立即消失，1 例患者在 2 个月后消失；无手术并发症。平均随访 18 个月，随访期间症状无复发。面神经为混合性脑神经，其支配面肌运动的特殊内脏运动纤维起于脑桥被盖部的面神经核，运动根自脑桥延髓沟外侧部出脑干，后穿内耳道底进入面神经管。而舌咽神经的根丝，在橄榄后沟上部连于延髓，与迷走神经、副神经同穿颈静脉孔前部出颅。从解剖基础可以得知，脑桥延髓沟外侧部与橄榄后沟紧密相连，面神经、舌咽神经中枢与外周移行部存在同一血管压迫导致脱髓鞘改变。通过回顾性分析发现，该组所有患者其神经根受压迫的位置均位于桥延沟偏中线处，位置较深，稍有疏忽易导致责任血管的遗漏；4 例均有共同的责任血管压迫舌咽神经根部及面神经根部，其中 2 例为 VA、PICA 合并 AICA，另 2 例为小 PICA。因此，相关的解剖结构特征为疾病的发生提供了理论基础。本组所有患者 HFS 发病亦先于 GN。有学者推测 HFS 较早发病可能与椎 − 基底动脉的迂曲、硬化有关。椎 − 基底动脉连接部位常于桥延沟，与面神经较靠近，易于先压迫面神经而造成 HFS。而本组患者除 2 例有 VA 压迫外，其余均无 VA 压迫。我们推测可能与神经的纤维组成有关，面神经主要控制面部运动，舌咽神经、三叉神经分别司职舌咽部、面部的感觉，推测运动神经纤维可能较感觉神经纤维兴奋性高，更易于出现临床症状。

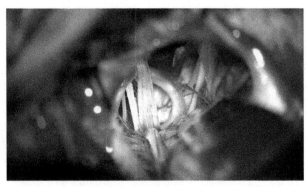

图 4　HFS 合并 GN，术中见 PICA 分支同时压迫后组脑神经和面神经根（彩图见彩插 4）

我们曾经报道的一组 23 例多发性脑神经疾病患者中手术涉及 21 侧 TN，其中有 9 例责任血管不明确，根据患者疼痛范围行三叉神经感觉根部分切断术；涉及的 16 侧 GN 中有 11 例责任血管不明确，行舌咽神经根及迷走神经根上部根丝切断术；我们指出，对于责任血管不明确的疼痛病例，尤其是高龄患者，行神经根（部分）切断术是比较明智的选择。

在既往报道中，多发性脑神经疾病行 MVD 术后并发症与单发性脑神经疾病无明显差异。Kobato 等对 36 例多发性脑神经疾病患者行 61 支脑神经 MVD 治疗后，出现 3 例面神经感觉减退、2 例面瘫，2 例听力下降、1 例声音嘶哑、1 例 CSF 漏。我们报道的 23 例多发性脑神经疾病患者行 46 支脑神经 MVD 术后，出现 7 例面神经感觉减退、2 例一过性听力障碍、2 例一过性饮水呛咳及声音嘶哑、1 例一过性面瘫。也有学者发现多发性脑神经疾病患者术后围手术期并发症发生率明显高于单发脑神经疾病者：急性心肌梗死 [6.81%（3/44）vs 1.78%（25/1406），$P=0.05$]，呼吸系统感染 [6.81%（3/44）vs 1.35%（19/1406），$P=0.027$]，下肢深静脉血栓形成 [4.55%（2/44）vs 0.75%（8/1406），$P=0.035$]，术后谵妄 [27.2%（12/44）vs 14.9%（209/1406），$P=0.024$]；主要原因考虑与多发性脑神经疾病患者多为高龄人群、基础状况较差有关。

同侧多根脑神经疾病病例较单纯单根病例手术处理上稍显复杂，有其特殊性：①手术体位的选择：手术时患者取健侧卧位，由于需要全面显露多根脑神经，因此可将患者头部及身体偏离中线向患侧倾斜约 10°。小脑会在重力作用下产生塌陷，自然形成手术通道而避免过度牵拉，为手术探查桥延沟近中线处提供较好的视野。②术中需广泛解剖蛛网膜以充分显露 REZ，蛛网膜广泛松解后责任血管常发生移位，反而影响术者对责任血管的判断，故在松解蛛网膜前就应留意局部血管的走行情况，以免对责任血管判断错误而造成减压失败。另外，需注意对小脑半球的过度牵拉、CSF 过多过快地排放也可使责任血管行程发生移位而影响判断，进而导致手术无效或术后复发。③此类病例较单纯单根脑神经疾病显微操作时间长，手术牵拉脑组织时间相应延长，术后发生小脑损伤、听力障碍、面瘫等并发症的可能性增大，采取减少牵拉时间、降低牵拉强度、开骨窗尽量向前靠近乙状窦、先探查枕大池充分释放 CSF 后再探查 CPA 等措施，可最大限度地减少术中神经组织损伤。④对于多根脑神经疾病，神经根减压的顺序可能会影响到术后的疗效。例如，HFS 合并 GN 应先探查桥延沟舌咽神经根部、再探查面神经根部，这基于两个方面考虑：一是舌咽神经根部的责任血管压迫位置更近中线处，先探查面神经根部置入垫棉可能会影响舌咽神经根部血管的判断或垫棉的植入；二是对于 VA 合并 AICA 或 PICA 共同压迫的患者，从后组脑神经往上探查，将 VA 逐渐抬起而远离脑干，必要时将 VA 进行悬吊，可以获得更大的操作空间并能更好地显露面神经 REZ，有利于充分彻底的减压。⑤一侧多根脑神经疾病病例术中常需置入多块垫棉以求减压充分，此时注意垫棉不宜过大过多以免形成新的压迫导致术后无效或复发。⑥多根脑神经疾病参与压迫的责任血管可能较单一脑神经疾病的略多，植入垫棉会因此增多，且操作区域空间狭小，减压时须确保责任动脉不能扭曲成角，勿伤及脑干穿动脉和神经根滋养血管，否则可能影响血供导致脑干梗死和面听神经功能障碍等。

总之，多发性脑神经疾病临床上较少见，好发于老年女性，高血压是否是多发性脑神经疾病的危险因素仍存在争议，后颅窝狭小可能是其危险因素，但缺乏定量测量及统计学证据。TN 合并 GN 是多发脑神经疾病最为常见的类型。MVD 是治疗多发性脑神经疾病应用最广、最有效的外科治疗方法，术中所见责任血管与单发性脑神经疾病无明显差异，术后并发症与单发性脑神经疾病无明显差异，但由于患者年龄较大，围手术期心、肺并发症发生率较高。

10. 青少年脑神经疾病

脑神经疾病多见于中老年人，针对其发病机制的研究认为，中老年人由于多合并高血压、动脉粥样硬化等疾病，易导致颅内血管冗长迂曲、局灶性动脉硬化，压迫脑神经后可产生相应症状。18 岁以下发病的脑神经疾病被称为青少年脑神经疾病（adolescents cranial neuropathy，ACN），临床少见。与成人一样，ACN 的发病机制也主要是脑神经血管压迫综合征。但不同于成人，青少年患者一般无高血压、动脉粥样硬化等基础疾病，故导致脑神经血管压迫综合征的机制可能与成人有所不同，在手术策略、术中所见、术后疗效与并发症等方面与成人也有不同之处。

有文献报道，在所有的 TN 患者中只有 1% 的病例是 20 岁之前发病的，平均发病年龄约为 13.6 岁，主要累及第二支；而青少年 HFS 只占所有 HFS 患者的 1% ～ 3%。目前尚未发现有关青少年 GN 的报道。

ACN 临床少见，其发病机制可能与成年时期发病的 CN 有不同之处，可能更多的与 CPA 蛛网膜增厚、后颅窝容积狭小等因素有关，但脑神经血管压迫综合征仍然还是 ACN 的主要病因。

Kobata 在对 8 例小于 25 岁发病的 HFS 患者行 MVD 时发现有 7 例患者存在 CPA 蛛网膜增厚，在解剖增厚的蛛网膜后，发现 AICA 被蛛网膜包围并固定在 REZ。张黎等对 16 例小于 18 岁发病的 HFS 患者行 MVD 时发现蛛网膜增厚、粘连者有 13 例（81.3%）；认为蛛网膜增厚、粘连不但使责任动脉更易于靠近并压迫 REZ，还进一步限制了动脉移位离开 REZ，长期压迫导致受累神经脱髓鞘改变，而神经的脱髓鞘导致了神经活动及信号传导异常，最终导致相应症状的出现。以上病例均没有明确指出可能引起蛛网膜增厚的病史，所以，这些 ACN 患者蛛网膜增厚的原因并不清楚。Kobata 认为可能既往存在隐匿性脑炎或脑膜炎的可能。Solth 报道 1 例儿童 TN 病例，鉴于该患儿既往曾有严重的 EB 病毒感染史，Solth 推测有可能导致 CPA 脑池蛛网膜瘢痕形成，增厚、粘连的蛛网膜牵拉椎 - 基底动脉和 SCA 压迫三叉神经，最终导致 TN 的发生。但 Chang 及窦宁宁等并不同意上述观点，Chang 等在对 33 例 25 岁以前发病的 HFS 患者实施 MVD 术中并未发现存在蛛网膜增厚，且都存在责任血管压迫。故关于

CPA 蛛网膜增厚与 ACN 发生的关系有待于进一步研究。

梁韡斌等进行的一项随机对照试验表明，HFS 患者的后颅窝拥挤指数高于健康对照组，认为后颅窝容积狭小与 HFS 发病可能存在相关性。Colpan 等报道了 Chiari 畸形引起的 HFS，考虑可能与小脑向下移位牵拉刺激面神经有关。Yamashita 报道了 1 例因扁平颅底导致脑积水、颅内压（intracranial pressure, ICP）增高的 HFS 患者，在行脑室 - 腹腔分流手术后症状消失。在 ACN 中，姜成荣等报道的 17 例青少年 HFS 患者中，头颅 MRI 显示其后颅窝夹角平均为 29.92°±4.78°，明显大于对照组的 26.01°±4.55°（$P < 0.05$），提示青少年患者后颅窝更狭窄拥挤，可能导致 CPA 血管和神经紧密接触的机会增加。Felício 报道了 Chiari 畸形合并青少年 HFS 的病例，认为 Chiari 畸形导致后颅窝容积狭小、CPA 空间拥挤，脑神经血管压迫综合征易于出现，最终导致相应的临床表现。

对 ACN 患者行 MVD 时发现静脉压迫的比例较成人明显增高。例如，Levy 等报道的 12 例青少年 HFS 患者中，静脉或静脉合并动脉压迫 8 例，占总数的 67%；在其报道的 22 例血管压迫导致的青少年 TN 患者中，有 19 例存在静脉压迫，其中有 5 例是静脉作为单独的责任血管。Bahgat 报道的 7 例青少年 TN 患者中，有 6 例为静脉压迫，且术中未见明确的动脉压迫。窦宁宁等报道的 17 例青少年 TN 患者 MVD 术中有 6 例发现责任血管中包括静脉。以上报道均提示在 ACN 中，静脉或动脉合并静脉压迫是一个重要的机制，这与成人有所不同。在对 ACN 患者行 MVD 时不能只解除动脉压迫而忽略静脉压迫，以免造成手术效果欠佳。

Tan 在 15 例小于 30 岁发病的 HFS 患者中发现有 12 例（80%）为女性。姜成荣等报道的 17 例青少年 HFS 患者中有 13 例为女性。张黎等报道的 16 例青少年 HFS 患者，其中 12 例（75%）为女性。Bahgat 报道的 7 例青少年 TN 患者中有 5 例（71%）为女性。Resnick 报道的 22 例青少年 TN 患者中有 15 例（68%）为女性。以上研究均提示，女性为 ACN 的高发人群，但其具体原因并不明确。有文献报道，遗传易感性可能在 HFS 发病过程中扮演重要角色。Braga 等发现在家族性 TN 中后代发病年龄较上一代提前 10 岁。Carter 等报道了一个家系中连续 3 代 3 例女性脑神经疾病患者，猜测其遗传模式为常染色体显性遗传（autosomal dominant，AD）。因此，女性高发 ACN 是否与遗传因素有关尚有待于进一步深入研究。

脑神经疾病的继发病因主要以 CPA 肿瘤为主，这在成年人 TN 中并不鲜见，但在成年人 HFS 中则甚为少见。其他的继发病因仅见零星个案报道，如 Flueler 报道了 3 例特殊的 HFS，其中 1 例由于 CPA 静脉血栓引起，在行血管介入治疗后症状缓解，其他 2 例均为第四脑室占位引起的 HFS。对 ACN 而言，有一些关于继发病因的报道值得关注，因为有可能解释 CN 在青少年时期发病的原因。如 Grande-Martín 报道了 CPA 蛛网膜囊肿引起的青少年 TN，行囊肿开窗减压术后症状好转；Raieli 报道了 1 例 CPA 脂肪瘤压迫面神经 REZ 导致的 8 岁儿童 HFS；Meng 报道了 1 例 CPA 表皮样囊肿引起的青少年 TN；张黎等报道的 16 例青少年 HFS 病例中有 1 例手术中并未发现血管压迫，最终探查发现颅底凸起的岩骨骨嵴是导致 HFS 的病因。

尽管 Levy、Resnick 等认为 MVD 对 ACN 的治愈率低于成人，但 MVD 仍是治疗 ACN 最有效的手段。但与成人 MVD 不同，年轻患者小脑组织饱满，CSF 相对难以释放，操作空间狭小，合并的蛛网膜增厚、粘连也会增加手术难度。因此，ACN MVD 手术骨窗不宜过小。在剪开硬脑膜后耐心缓慢释放 CSF，待小脑塌陷满意后再探查 CPA，必要时术前可采用腰大池置管引流术以获取更大空间。其他操作同成人 MVD，唯术者需要更大的耐心，并全程注重脑神经的保护。此外，与成人 TN 不同的是，青少年 TN 患者静脉压迫的比例高，部分患者动脉压迫的同时存在静脉压迫，单纯解除动脉压迫并不能取得很好的手术效果，所以需要全程彻底探查。

对于青少年 HFS 患者，Levy 等报道的 12 例患者中有 8 例术后完全缓解，另外 4 例部分缓解，在对其中 9 例患者平均长达 125 个月的随访过程中有 3 例患者症状复发。Jho 等报道的 10 例患者 MVD 术后 7 例完全治愈（5 例即刻治愈，2 例延迟治愈）。Chang 报道的 33 例青少年 HFS 患者 MVD 术后长期随访有效率约为 87.9%，而同期成人的有效率约为 86.3%；青少年组复发率为 3.0%，而成人组为 0.4%，在有效率和复发率方面两者之间并无统计学显著性差异。同样，国内的报道表明 MVD 治疗青少年 HFS 术后总有效率同成人无明显区别。对于青少年 TN 患者，Resnick 报道的 22 例患者中有 16 例（73%）完全缓解，4 例（18%）部分缓解，在平均 105 个月的随访过程中有 9 例完全缓解，3 例部分缓解。窦宁宁等报道的 17 例青少年 TN 患者中有 16 例麻醉苏醒后即刻症状完全缓解，1 例轻微缓解，平均随访 4.5 年，未见复发，但轻微缓解者疼痛无明显改变。总的来说，MVD 治疗 ACN 效果与成人相差无几，是一种有效的治疗手段。

听力障碍是成人 CN MVD 术后最常见的并发症，患侧永久性听力丧失的比例达 2% ～ 7%，主要原因为处理责任血管时内听动脉缺血。高龄、动脉迂曲硬化、后颅窝容积狭小、责任血管减压困难是发生听力障碍的高危因素。根据目前的文献报道，听力障碍同样是 ACN MVD 术后常见的并发症。张黎等报道的 16 例青少年 HFS MVD 术后出现面瘫、听力下降 1 例，听力下降伴耳鸣 1 例，术后随访期间均好转。ACN 术后听力障碍的发生是否与后颅窝狭小有关有待进一步证实。术后面瘫同样是成人 CN MVD 的一个常见并发症，随着近年手术技术的提高，术后面瘫的发生率已降到 3% 以下，永久性面瘫更为少见。然而 Jho 等报道的 10 例青少年 HFS MVD 术后出现轻、中度面瘫 4 例，其中 1 例合并听力下降。姜成荣等报道的 17 例青少年 HFS MVD 术后出现轻度面瘫 1 例，术后 1 个月完全恢复。以上报道说明 MVD

术后面瘫的发生率较成人 MVD 高，其具体机制有待进一步研究。还有一些少见的并发症，如 Levy 等报道的 12 例青少年 HFS MVD 术后出现 CSF 漏 1 例、脑膜炎 1 例。此外，颅内出血是 MVD 术后最严重的并发症之一，其发生率在 1% 左右，往往也是 MVD 的主要致死原因。有文献报道，MVD 术后颅内出血与患者血压、年龄、血糖、后脑窝容积狭小、蛛网膜增厚等因素有关，而蛛网膜增厚及后颅窝容积狭小恰恰又是 ACN 可能致病的相关因素。因此，理论上讲，ACN 患者 MVD 术后颅内出血的风险更大，但目前尚未有这方面的报道。

为探讨 ACN 的流行病学、发病机制和 MVD 的疗效及术后并发症，我们回顾性分析了 2001 年 3 月—2016 年 10 月采用 MVD 治疗的 37 例发病年龄小于 18 岁的脑神经疾病患者，包括 HFS32 例、TN5 例，就其临床特征、手术疗效及术后并发症与采用随机抽样方法抽取的同期 MVD 治疗的 210 例成人脑神经疾病进行对比研究。37 例 ACN 患者均为单侧发病，与成人相比，ACN 发病平均年龄 [（16.7 ± 1.5）岁 vs（47.5 ± 11.7）岁，$P < 0.05$]；ACN 患者右侧发病率高 [21/37（56.7）vs 66/210（31.4%），$P < 0.05$]；术中见 ACN 患者蛛网膜增厚比例高 [29/37（78.3%）vs 54/210（25.7%），$P < 0.05$]；ACN 患者后颅窝狭小比例高 [20/37（54%）vs 60/210（68.5%），$P < 0.05$]；ACN 患者 PICA 压迫比例稍高（45.9% vs 39.5%），但 $P > 0.05$，差异无统计学显著性差异；手术疗效方面，ACN MVD 疗效较成人无统计学显著性差异

（97.3% *vs* 96.7%，P ＞ 0.05）；但 ACN 患者术后并发症发生率更高（13.5% *vs* 3.8%，P ＜ 0.05）。我们的结论是：在脑神经疾病患者中，ACN 所占的比例低；REZ 蛛网膜增厚、后颅窝狭小、性别等可能是 ACN 的重要相关致病因素；动脉压迫是主要病因，MVD 仍是治疗 ACN 的主要手段，有效率与成人相当，但并发症发生率较成人高。

综上所述，ACN 虽临床少见，但严重危害青少年的身心健康，给社会和家庭带来沉重负担。与成人一样，ACN 的发病机制也主要为脑神经血管压迫综合征。但不同于成人，青少年患者无高血压、动脉粥样硬化等基础疾病，故引起脑神经血管压迫综合征的机制与成人可能存在不同，考虑可能与后颅窝容积狭小及蛛网膜增厚有关。MVD 是治疗 ACN 的最有效的手段，但与成人手术不同，ACN 患者后颅窝容积狭小、小脑饱满，多合并 CPA蛛网膜增厚、粘连，增加了探查和处理责任血管的难度和危险。术者需要更大的耐心，应细致操作，并全程注重脑神经的保护。

11. 家族性脑神经疾病

家族性脑神经疾病（familial cranial neuropathy，FCN）罕见，国外文献中偶见家族性 TN、HFS 和 GN 的报告。家族性 HFS（familial hemifacial spasm，FHFS）最早见于 1905 年 Babinski 等的报道，家族性 TN（familial trigeminal neuralgia，FTN）最早见于 1914 年 Patrick 等的报道。

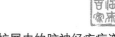

回顾分析文献报道的 50 余个 FCN 家系后，我们对其临床特点、遗传模式、发病机制、治疗方法及疗效进行了如下分析。

（1）FCN 的临床特点：①侧别：在被统计的 122 例 FCN 患者中，左、右侧发病比为 1.41∶1（65/46），另有 11 例为双侧发病。FCN 的该特点与散发性 HFS 的左侧易发性相符，可能与 VA 左侧优势的解剖学特点有关。Miwa 等将 21 例（10 例作者报道及 11 例文献报道）FHFS 与 111 例散发 HFS 的患者侧别进行比较，48% 的散发 HFS 为左侧患病，而 FHFS 左侧患病率为 85.7%（18/21），二者之间具有统计学显著性差异（$P < 0.0001$）；故其推测可能与面神经核的功能性优势有关，即右侧大脑半球在面部肌肉的随意运动上占有优势，核上双侧支配特点导致左侧被易化控制，从而更易导致痉挛。也有学者认为左侧 RVLM 接受由心房 − 心室受体到孤束核的迷走神经的大部分传入冲动从而导致了 RVLM 的高易感性，因此导致左侧更易受累。但 Park 等的研究数据并不支持该观点，其 FCN 患病侧别比为 1∶1（10/10）。Giovanni 观察到右侧 FHFS 更多见（左、右比为 1∶3），推测在 FHFS 中并无侧别反常。此外，双侧 FTN 较常出现。Harris 等统计双侧 FTN 发生率为 19%（4/21）。Pollack 等也观察到与散发性 TN 相比，双侧 TN 更易出现在 FTN 中（17% *vs* 4.1%，$P < 0.001$），提示脑神经血管压迫综合征更易出现于特定的患者及家族，即具有遗传易感性，但易感性的因素并不明确。②年龄：Argenta 等在一个意大利家庭 3 个（1 女 2 男）成员中发现 FTN

具有相对低龄发病现象，其平均发病年龄在 20 岁左右；Braga 等发现在 FTN 中后代发病年龄较上一代提前 10 岁；Kirkpatrick 等在 FTN 中也有类似发现（发病年龄分别为 47 岁、40 岁、30 岁）；Carter 等在 FHFS 中也有类似发现（发病年龄分别为 62 岁、28 岁、27 岁），提示 FHFS 的发病年龄比散发性 HFS 要早；Gupta 观察到 FTN 的发病年龄不一，但偶尔会提前发病（64 岁、42 岁、36 岁）；Paul 观察到 FTN 中发病年龄为 45 岁、45 岁、32 岁、24 岁；但 Miwa 等的 FHFS 病例报道中发病年龄均在 40 岁之后，与散发性 HFS 患者的发病年龄并无统计学显著性差异；Giovanni 等统计的 FHFS 中发病年龄均在 60 岁左右；1991 年 Coad 等报道的 FHFS 中，最年轻的患者年龄为 47 岁，后代也并无在 32 ～ 40 岁的发病者。Park 等发现 FHFS 平均年龄（46.5±9.9）岁高于散发 HFS（40.7±10.7）岁，但无统计学显著性差异（P=0.187）。因此，目前 FCN 中平均发病年龄是否偏小还无定论，其与遗传之间的关系也不明确。③症状：文献报道的 FCN 患者症状与散发性脑神经疾病患者类似，大部分均较典型。但仍有学者发现不同代间存在差异。Friedman 等报道，FHFS 第二代 HFS 症状较轻，在第一代中则症状较重；Carter 等报道的 FHFS 症状均较典型，而第一代症状较重，表现为睁眼困难。FTN 中的患者症状均较为典型，以累及三叉神经第二、三支较为多见。但 Gupta 等报道的 3 例 FTN 患者均只累及第一、二支。FCN 发病的症状表现及严重程度的代间差异偶见报道，大部分与散发者类似，其与遗传之间的关系还有待进一步探究。

（2）FCN 的性别及遗传模式：在所有被统计的病例报道中，性别的比例（女：男）为 1.65：1（89 / 54），更多见于女性，这被认为是常染色体遗传的证据之一，但各家报道中对遗传模式的推测各有不同。Friedman 等报道了一个家系 3 代 5 例患者（2 男 3 女），揭开了 FCN 遗传模式探讨的序幕。Carter 等报道了一个家系中连续 3 代 3 例女性患者，猜测其遗传模式为 AD，相同推测较为多见。此外，Coad 等报道 2/3 家系只存在 2 代或 4 代连续遗传，推测为低外显性。与此相反，Giovanni 等报道了 1 个家系 3 代 7 例 HFS 患者（4 女 3 男），其中第二代 3 人（2 女 1 男）均患病，推测 FHFS 为高外显率 AD，不除外伴性染色体遗传。Micheli 等描述了一个家系 2 例男性患者存在 FHFS，另外一名胞弟患有周围性面瘫，3 例患者局限于一代，因而推测为退行性 AD。另外，Coffey 等报道了一个家系 3 代 4 例患者同时患有 FTN 与腓骨肌萎缩症（Charcot-Marie-Toothdisease，CMT，亦称为遗传性运动感觉神经病），CMT 多数呈常染色体显性遗传，也可呈常染色体隐性或 X- 连锁遗传，猜测两者的遗传模式存在相关性。截止到目前，FCN 的遗传模式还不能够被准确定义。尽管存在显性 AD 的特征，但 FCN 是否存在遗传基因及其如何表达仍需进一步研究证实。

（3）发病机制：基于对散发性脑神经血管压迫综合征发病机制的理解及 MVD 手术治疗 FCN 的有效性，脑神经血管压迫综合征仍被广泛认为是 FCN 的根本病因，另有部分学者对 FCN 发生的深层内在机制做出了猜想或推断。①后循环变异：Park 等提到 10 例 FHFS 患者中 6 例责任血管均为 VA，且先证者责任血管形态与同家族的其他患者相似（迂曲延长的 VA 挤向患侧），据此猜测椎 - 基底动脉系统的血管变异可能为该家系 FHFS 的原发病因，但并未进一步探究其遗传机制或基因改变。Paul 等推测 FTN 与常染色体遗传性血管变异疾病有关系，比较分析了 FTN 与遗传性毛细血管扩张征（hereditary hemorrhagic telangiectasia，HHT）、Ⅰ型神经纤维瘤病（neurofibromatosis type 1，NF1）、常染色体显性遗传病合并皮质下梗死和白质脑病（cerebral autosomal dominant arteriopathy with subcortical infarcts and leukoencephalopathy，CADASIL）、脑视网膜血管瘤病（von Hippel-Lindau disease，VHL）、多囊肾病（polycystic kidney disease，PKD）及一些血管畸形包括海绵状血管瘤、动静脉畸形，发现 FTN 与转化生长因子 - β 受体（β receptor of transforming growth factor，TGF-β）、HHT（3 号染色体）、5-HT（VHL，P21 染色体未知基因沉默）、肿瘤抑制基因 *CCM1*（7 号染色体，海绵状血管畸形）、干扰素 α、β（可能与 9 号染色体上肿瘤抑制基因 *mts-1*，*mts-2* 相关的静脉畸形）、Nortch3 蛋白无关；研究表明，FTN 的血管变异与已知常染色体遗传血管畸形的遗传方式不同，推测可能与后颅窝的脉管系统性变异有关。②高血压：尽管后循环压力改变如高血压与 FCN 的关系未被广泛提及，但仍有学者提出其间存在相关性。Kobata 发现在有症状的血管压迫神经的脑神经疾病患者中，高血压及高龄者的发病率很高，认为高血压是发病的条件之一。Sendeski 认为动脉高压的出现会加重血管神经压迫。脑神经血管压迫综合征后迟发表现可能是由于粥样硬化的进展性变化及高血压通过心脏收缩的脉动性压力波导致的长期机械性损伤，因此导致脑神经疾病好发于中老年人。Sandelld 等在一项回顾性分析中发现所有统计的 61 例 HFS 患者均患有高血压，243 例 TN 患者中 240 例患有高血压；通过性别、年龄调整分析后认为 HFS 患者中高血压明显高发，具有高度相关性，而在 TN 中并不显著，并猜测 RVLM 的脑神经血管压迫综合征或许是原发性高血压的原因（交感神经紧张、持续性外周血管高抵抗）；但只证明两者相关，因果关系尚待验证。在我们统计的遗传家系中，有 7 个家系被明确提及既往高血压病史，但高血压与 FCN 的关系并不明确，仍需进一步论证。③脑神经解剖变异：Giovanni 等对比 FHFS 家族性发病及获得性因素，认为在家族性患者中面神经本身直径更大导致其 REZ 区的增大亦可能是遗传因素之一，并推测听神经和三叉神经疾患发病也可能是这个原因。Guclu 等测量了上述三个神经 REZ 区中枢髓磷脂（central myelin portion，CMP）长度和体积等参数，面神经 CMP 的长度为（2.86 ± 1.19）mm，体积为（4.43 ± 2.55）mm^3；三叉神经的 CMP 长度为（4.19 ± 0.81）mm，体积为（24.54 ± 9.82）mm^3，其直径最长、体积最大；舌咽神经 CMP 部分是最短的，其长度与体积相应为（1.51±0.39）mm，（1.55±1.08）mm³；相对面、听神经而言，三叉神经 CMP 较大的面积和体积可能是 TN 高发的原因之一；临床数据表明，TN 发病率为每年 4.3/100 000，HFS 发病率为每年 0.77/100 000，而 GN 发病率仅为每年 0.062/100 000。张黎等回顾性分析 MVD 治疗的 1221 例 HFS 病例中，10 例（0.82%）术中探查发现面神经根存在解剖变异，面神经根出脑干区距离听神经根进脑干区均大于 l0mm，提示 FCN 发生的内在机制中可能包括脑神经解剖变异；但脑神经变异的家族遗传性目前仍无数据分析及论证的报道。④后颅窝容积小及骨发育异常：Takada 等报道了 1 例 TN 伴软骨发育不全的患者，软骨发育不全为常染色体遗传疾病，主要特征为骨不对称畸形；该患者的病因为颅骨发育不全导致后颅窝拥挤进而产生脑神经血管压迫综合征；MVD 术后疼痛消失，随访 18 个月无复发。Obrador 等报道 1 例骨发育不良致严重畸形（右侧颞骨岩部顺钟向转位约 20%）的患者导致 BA 压迫三叉神经，该患者行颞下硬膜外探查见颞骨岩部隆起推挤颅中窝结构，打开硬膜后行三叉神经感觉根切断术，术后疼痛消失，随访 10 个月未复发。Carvalho 等通过 103 例回顾性分析 HFS 与 Chiari 畸形（Chiari type I malformation，CIM）的关系，发现 5 例 HFS 伴发 CIM，其临床表现与散发性 HFS 无明显差异，平均发病年龄为 39 岁，均有明显短粗脖颈表现，通过颅脑影像学检查推测可能病因为后颅窝狭小导致脑神经血管压迫综合征。2005 年，Ugur

等描述 1 例 Dandy-Walker 畸形伴 TN 患者，Dandy-Walker 畸形是一组以后颅窝囊肿、小脑蚓部发育不全、脑积水为特征的先天性中枢神经系统畸形，被认为是一种多因子遗传性疾病，第 9 号染色体变异（数目异常、9 号染色体四体及部分性和完全性三体）与其密切相关。因此，FCN 发生的内在机制中可能包括遗传因素导致的后颅窝容积小及骨发育异常等。⑤分子及基因学机制：Han 等猜想 FCN 与血管变异基因相关的单核苷酸多态性（single nucleotide polymorphism，SNP）有关，如亚甲基四氢叶酸还原酶（methylenetetrahydrofolate reductase，MTHFR）、胸苷酸合酶增强子区（thymidylate synthase enhancer region，TSER）、一氧化碳内皮合酶（endothelial nitric oxide synthase，eNOS）、血管内皮生长因子（vascular endothelial growth factor，VEGF）的多态性；他们测量了 43 例 FHFS 患者和 207 名正常人对照上述各基因的 SNP 位点，但两者间均无统计学显著性差异。FCN 与血管变异基因的相关性仍需进一步探究。除此之外，脑神经高易感性也被广泛推测，涉及调控膜钙离子通道、痛觉阈值改变等可能参与 TN 发病。Yolande 等学者通过将 P/Q 型钙通道阻滞剂（ω-agatoxin IVA）显微注入小鼠脑干腹外侧导水管周围灰质区（ventrolateral periaqueductal gray，vPAG）后检测其痛觉传导等发现其疼痛易化扩大了 143%（$P < 0.0001$），推测对（P/Q 型）钙通道的基因修饰可导致三叉神经痛觉兴奋性阈值改变。Meunier 等在小鼠实验中发现，前脑啡肽 A（proenkephalin-A）可能参与三叉神经痛

觉的传导。但至今还未有文献报道人体研究或相关的遗传性论据，针对 FCN 的分子及基因学研究还有待进一步开展。

（4）治疗方法及疗效：同散发性脑神经疾病一样，MVD 仍是治疗 FCN 最有效、最安全的外科方法。Park 等报道在 50% 的 FHFS 术前 MRI 可发现迂曲的椎－基底动脉，而在散发性 HFS 中这一比例只有 11%；手术证实，10 例 FHFS 患者中 6 例责任动脉为 VA，相比于散发性 HFS，卡方检验提示 FHFS 中 VA 是更为常见的责任血管（$P < 0.05$）。Miwa 描述了 5 个 FHFS 家族共计 10 例患者，在 2 例症状典型的患者中，神经影像学检查提示有 VA 粥样硬化后的迂曲延长改变；3 例采用 MVD，术后抽搐消失。Niijima 在 FTN 患者 MVD 术中发现颅骨发育异常导致 CPA 狭小，术后疗效佳。Gupta 在 3 例 FTN 患者 MVD 术中发现责任血管分别为 AICA、SCA、岩上静脉，术后均有效。张黎等报道 1 例 FCN 家系 3 代 5 例患者 7 侧病变，其中 3 例行 MVD 后均治愈，与散发性脑神经疾病行 MVD 治疗效果类似。文献中大部分 FCN 的 MVD 治疗结果都较为满意，其中 37 例行 MVD 的 FCN 患者，1 例出现术后患侧面瘫、3 周后恢复，1 例术后患侧听力丧失。

FCN 的临床特点与散发性脑神经疾病无明显差异，其内在发病机制可能与后循环解剖变异、血管迂曲硬化延长、脑神经变异及高易感性、骨发育异常、后颅窝容积狭小等有关。FCN 是否为常染色体遗传、是否存在遗传基因仍有待进一步研究。与散发性脑神经疾病相同，脑神经 MVD 是治疗 FCN 有效、安全的首选外科治疗方法。

为进一步探讨 FCN 的临床特点、遗传易感性及 MVD 的疗效，我们回顾性分析了中日友好医院神经外科 2011 年 1 月—2016 年 9 月收治的 15 个家系 21 例 FCN 患者 22 例 MVD 手术的临床和随访资料（图 5），并与采用简单随机抽样法抽取的同期 150 例散发性脑神经疾患患者（其中获得随访者 126 例）的临床资料进行比较分析，结果表明，FCN 的遗传特性仍难以确定；与 SCN 相比，FCN 的临床特点包括：发病年龄提前 [（38.57±13.47）岁 vs（46.80±12.27）岁，$P < 0.05$]，更多右侧及双侧发病 [6/16（72.7%）vs 70/80（53.3%），$P < 0.05$]；与 SCN 相比，MVD 治疗 FCN 的术中所见、疗效及并发症特点包括：后颅窝狭小率高 [9/21（42.9%）vs 25/150（16.7%），$P < 0.05$]；责任血管不包括椎-基底动脉主干 [包括单根血管且非椎-基底动脉主干（72.7%）及多根血管压迫且不含椎-基底动脉主干（22.7%）] 的比例更高 [95.4% vs 86.0%，$P < 0.05$]；单根椎-基底动脉主干压迫比例更高 [1/22（4.5%）vs 0/150（0.0%），$P < 0.05$]；手术有效率略低 [20/22（90.9%）vs 121/126（96%）]，术后并发症发生率略高 [2/22（9.1%）vs 9/126（7.1%）]，但均无统计学显著性差异（$P > 0.05$）。我们的结论：FCN 罕见，其遗传特性仍难以确定，可能为多基因遗传病，其内在发病机制可能与后颅窝解剖变异致容积狭小等导致的高易感性相关。与 SCN 相比，FCN 发病年龄偏小，右侧或双侧患病更为常见。MVD 是 FCN 首选的外科治疗方法，责任血管常为单根且非 VA 压迫，术后需警惕面、听神经功能障碍等并发症。深入关注和收集 FCN 的临床资料及术前影像学评估、家系基因学测序研究有助于进一步理解脑神经血管压迫综合征的发生、发展机制和提高 MVD 手术疗效。

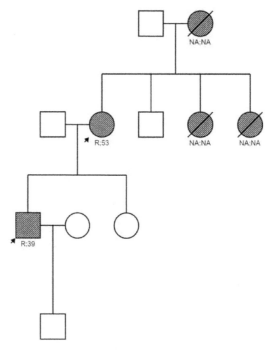

图 5　一个家系 FCN 遗传易感性分析

参考文献

1. 刘江，韩良波，于炎冰，等 . 非典型性面肌痉挛（附 36 例报告）. 中华神经外科杂志，2012，28（11）：1157-1159.

2. Zakrzewska JM，Coakham HB.Microvascular decompression for trigeminal

neuralgia：update.Curr Opin Neurol，2012，25（3）：296-301.

3. Rey-Dios R，Cohen-Gadol AA.Current neurosurgical management of glossopharyngeal neuralgia and technical nuances for microvascular decompression surgery. Neurosurg Focus，2013，34（3）：E8.

4. Harries AM，Dong CC，Honey CR.Use of endotracheal tube electrodes in treating glossopharyngeal neuralgia：technical note.Stereotact Funct Neurosurg，2012，90（3）：141-144.

5. Zhang L，Yu Y，Yuan Y，et al.Microvascular decompression of cochleovestibular nerve in patients with tinnitus and vertigo.Neurol India, 2012, 60 (5)：495-497.

6. Chon KH，Lee JM，Koh EJ，et al.Hemimasticatory spasm treated with microvascular decompression of the trigeminal nerve. Acta Neurochir（Wien），2012，154（9）：1635-1639.

7. 中国医师协会神经外科医师分会功能神经外科专家委员会，北京中华医学会神经外科学分会，中国显微血管减压术治疗脑神经疾患协作组 . 中国显微血管减压术治疗面肌痉挛专家共识（2014）. 中华神经外科杂志，2014，30（9）：949-952.

8. 中华医学会神经外科学分会功能神经外科学组，中国医师协会神经外科医师分会功能神经外科专家委员会，北京医学会神经外科学分会，等 . 中国显微血管减压术治疗三叉神经痛和舌咽神经痛专家共识（2015）. 中华神经外科杂志，2015，31（3）：217-220.

9. Grande-Martín A，Díaz-Conejo R，Verdú-Pérez A，et al.Trigeminal Neuralgia in a Child With a Cerebellopontine Angle Arachnoid Cyst.Pediatr Neurol，2015，53（2）：

178-179.

10. 姜成荣，倪红斌，戴宇翔，等. 青年面肌痉挛患者的临床特征及显微血管减压术疗效分析. 中华神经外科杂志，2015，31（3）：259-263.

11. Cao J，Jiao J，Du Z，et al.Combined Hyperactive Dysfunction Syndrome of the Cranial Nerves：A Retrospective Systematic Study of Clinical Characteristics in 44 Patients.World Neurosurg，2017，104：390-397.

12. Leong JL，Li HH，Chan LL，et al.Revisiting the link between hypertension and hemifacial spasm.Scientific reports，2016，6：21082.

13. Wang YN，Zhong J，Zhu J，et al.Microvascular decompression in patients with coexistent trigeminal neuralgia，hemifacial spasm and glossopharyngeal neuralgia. Acta Neurochir（Wien），2014，156（6）：1167-1171.

14. Cheng J，Meng J，Liu W，et al.Primary trigeminal neuralgia is associated with posterior fossa crowdedness：A prospective case-control study.J Clin Neurosci，2018，47：89-92.

15. Dou NN，Zhong J，Liu MX，et al.Management of Bilateral Hemifacial Spasm with Microvascular Decompression. World Neurosurg，2016，87：640-645.

16. Park JH，Jo KI，Lee HS，et al.Microvascular decompression for familial hemifacial spasm：single institute experience.J Korean Neurosurg Soc,2013,53(1)：1-5.

17. 方军超，苏少波，范贤杰，等. 家族性三叉神经痛：一家系报告并文献复习. 中华神经外科杂志，2016，32（1）：67-68.

18. 金星一，李东原，刘乃杰，等. 家族性面肌痉挛三例报告并文献复习. 中华神经外科杂志，2013，29（5）：523-525.

19. 梁韡斌，毛珂，韦可聪，等．后颅窝空间大小与面肌痉挛发生的相关性．中华神经科杂志，2015，48（11）：984-986.

20. Zhang L，Liang JF，Yu YB.Familial idiopathic cranial neuropathy in a Chinese family.Turkish Neurosurgery，2016，26（3）：449-451.

21. Liang JF，Guo ZL，Zhang L，et al.Adolescent-onset idiopathic hemifacial spasm. Neurology India，2014，62（2）：175-177.

22. 李广峰，张黎，于炎冰，等．不典型舌咽神经痛的外科治疗．中华神经外科杂志，2015，31（8）：800-802.

23. 宗强，刘贻哲，张凯，等．显微血管减压术治疗难治性高血压一例并文献复习．中华神经外科杂志，2017，33（9）：959-960.

24. 于炎冰．努力提高显微血管减压术的治疗水平．中华神经外科杂志，2016，32（4）：325-328.

25. 林贵湖，张黎，于炎冰．显微血管减压术治疗青少年脑神经疾患．中华神经外科杂志，2017，33（9）：878-882.

26. 张瑜廉，张黎，贾戈，等．显微血管减压术治疗家族性脑神经疾患的临床研究．中华神经外科杂志，2017，33（9）：897-901.

（于炎冰　张　黎　整理）

重视脑神经疾病的鉴别诊断

12. 面肌抽搐的鉴别诊断

原发性 HFS 首先要与继发性 HFS 相鉴别：CPA 肿瘤、血管病、脑干肿瘤或炎症及面神经损伤后均可能发生 HFS，但以上疾病多伴有其他脑神经受损的表现，如同侧的面部疼痛、面部麻木、听力下降等神经系统症状或体征，仔细询问病史、查体及影像学检查有利于明确诊断。

早在 2008 年，我们统计了 2000 年 10 月—2007 年 7 月采用手术治疗的 977 例 HFS 病例，仅 5 例（0.5%）为继发性 HFS。其中 3 例为 CPA 胆脂瘤患者，HFS 均合并同侧 TN，术中除将肿瘤切除减压外，还行通过面神经 REZ 的责任动脉 MVD；1 例听神经瘤行肿瘤切除；另有 1 例右上矢状窦旁前中 1/3 交界处脑膜瘤患者为双侧 HFS，行常规开颅肿瘤切除。5 例患者术后症状均消失，分别随访 1 个月、15 个月、37 个月、40 个月、79 个月，治愈率为 100%。术后并发症包括：暂时性单纯耳鸣 1 例；轻度面瘫并听力下降 1 例；无菌性脑膜炎 1 例，出院时均治愈。我们认为继发性症状性 HFS 罕见，多由 CPA 生长较广泛的胆脂瘤引起，症状典型，且多合并同侧 TN 及耳鸣、听力下降等听神经受压迫症状；继发于幕上肿瘤者更为罕见；除行后颅窝显微手术切除肿瘤减压之外，如发现有动脉通过面神经 REZ 还应行 MVD 方能彻底减压，疗效满意。

HFS 与贝尔氏麻痹（Bell's palsy）后遗症的鉴别有时是困难的。贝尔氏麻痹是急性发作的、特发性的单侧周围性面神经麻痹。大多数学者在临床治疗贝尔氏麻痹时主张激素、抗病毒药物及神经营养药物的联合应用。部分患者由于面神经严重受损，面肌功能无法完全恢复并遗有后遗症，包括面肌纤维颤搐（纤颤）、联带运动、面肌萎缩、面部感觉异常等，少数可遗有不同程度的永久性面瘫。面肌纤颤、联带运动可统称为贝尔氏麻痹后面神经高兴奋性后遗症，在临床上也最容易与 HFS 相混淆。贝尔氏麻痹后面肌纤颤表现为面部肌肉轻微、细小的颤动。通过肌电图观察，面肌纤颤多在贝尔氏麻痹后 2 周左右开始出现，4 周后达到高峰，之后逐渐消失。部分患者的面肌纤颤长久存在。面肌纤颤出现与否并不能反映面神经损伤的程度，与贝尔氏麻痹的预后也没有直接关系。面肌纤颤的出现与部分面神经元异常放电、面神经核兴奋性增高有关。面部联带运动是患者在面神经损伤后最常出现的后遗症之一，主要表现为面部某肌肉随意运动时引起另一肌肉异常的不自主运动，临床上多表现为闭眼时不自主的口角运动或口动时引起眼肌的运动。针对贝尔氏麻痹后面神经高兴奋性后遗症的治疗方法乏善可陈，目前应用较广的药物有抗癫痫类及镇静类药物，以及针灸、肉毒素面部注射治疗等。虽然以上治疗可能减轻部分患者的症状，但远期预后似乎与其无关。

没有面瘫病史的 HFS 易与贝尔氏麻痹后面神经高兴奋性后遗症相鉴别，而贝尔氏麻痹后特发性 HFS 则要困难得多。贝尔氏麻痹后特发性 HFS 定义为贝尔氏麻痹完全治愈一段时间后出现的同侧 HFS，临床少见，HFS 平均发病年龄约为 53.5 岁，一般在贝尔氏麻痹治愈 10 年后发生，其临床表现与既往无贝尔氏麻痹病史的特发性 HFS 相同。患侧 CPA 血管压迫面神经 REZ 仍然是贝尔氏麻痹后特发性 HFS 的根本病因。理论上来讲，贝尔氏麻痹后的患者更易发生同侧特发性 HFS，可能的原因包括：①面神经和／或面神经运动核受损后对血管压迫的敏感性增高；②疱疹病毒引起面神经急性炎症，使得 CPA 局部蛛网膜增厚、粘连，牵拉血管导致对面神经 REZ 构成压迫。

在很多情况下，仅仅依靠临床表现，医师难以将贝尔氏麻痹后特发性 HFS 与贝尔氏麻痹后面神经高兴奋性后遗症如面肌纤颤或面部联带运动准确鉴别开来，尤其是症状较轻的 HFS 与较重的面肌纤颤或频繁出现的联带运动。鉴别诊断的关键点在于对患者既往病史的详细询问，贝尔氏麻痹后特发性 HFS 必然是在贝尔氏麻痹完全治愈一段时间后才出现，而贝尔氏麻痹后面神经高兴奋性后遗症则没有这一临床表现完全正常的治愈期。此外，AMR 是特发性 HFS 患者特有的客观电生理指标，即刺激面神经的一个分支，可在另一个分支所支配的面肌上记录到异常肌电反应，这在正常人群中监测不到，但在贝尔氏麻痹后面神经高兴奋性后遗症患者中有可能监测到，因此其鉴别诊断价值并不大。

由于患侧 CPA 血管压迫面神经 REZ 是贝尔氏麻痹后特发性 HFS 的根本病因，所以 MVD 仍然是治愈该病的唯一有效方法，但相关报道少见。从有限的临床资料中发现：①贝尔氏麻痹后特发性 HFS MVD 的手术有效率不如特发性 HFS，而且并发症也增多；②术中必须要做到充分减压，彻底锐性松解蛛网膜粘连；③术中 AMR 波消失的患者手术效果良好，AMR 波不消失则预后较差。中日友好医院神经外科单一术者 3 年间采用 MVD 手术治疗的 550 例 HFS 患者中，12 例（2.18%）为贝尔氏麻痹后 HFS。入组患者贝尔氏麻痹后 HFS 的诊断标准：①有贝尔氏麻痹的病史；②贝尔氏麻痹完全治愈一段时间后出现同侧 HFS；③ HFS 症状典型，同无贝尔氏麻痹病史的特发性 HFS；④患侧面肌可引出 AMR。本组患者男性 3 例，女性 9 例，平均年龄 46.2 岁（26 ～ 70 岁）。HFS 发生于贝尔氏麻痹后 3 ～ 156 个月（平均 56.3 个月）。HFS 的病程 6 ～ 120 个月（平均 55 个月）。所有患者均接受头部 CT 和（或）MRI 检查以排除肿瘤等继发因素导致的 HFS。术前所有患者均行双侧面肌 AMR 监测，

100% 可在患侧面肌引出典型 AMR 波形。MVD 术中彻底探查面神经根 REZ，11 例（91.7%）有局部脑池蛛网膜明显增厚、粘连，12 例患者均存在明确责任血管压迫，其中 4 例（33.3%）发现责任血管对面神经 REZ 压迫造成压迹。确认责任血管后，充分分离血管与 REZ 之间的粘连并在血管与脑干之间垫入适量的 Teflon 垫棉完成减压操作。所有患者均在 AMR 监测下手术，打开硬脑膜后，在鉴别和处理可能的责任血管时，使用连续刺激模式，若术中出现原有 AMR 波幅下降或消失，则加大刺激强度直到最大刺激 100 mA；若仍无法记录到 AMR 波形，则判定 AMR 波形消失。术中解除血管压迫后，11 例患者 AMR 波消失，其中术后 9 例 HFS 即刻消失，其余 2 例症状分别在 2.5 个月和 4 个月后消失；1 例术中 AMR 波幅降低但未完全消失，术后症状较术前减轻，但仍每天都有发作。术后并发症：2 例（16.7%）患者发生患侧轻度面瘫，均半个月左右恢复。所有患者平均随访 67.5 个月（51 ～ 84 个月），总有效率 91.7%（11/12），无复发病例。

其他需要与 HFS 仔细鉴别的疾病包括：① Meige 综合征，又称特发性眼睑痉挛 - 口下颌肌张力障碍或眼口舌综合征，多表现为双侧眼睑痉挛与口面部异常不自主运动合并存在。常伴有焦虑症、抑郁症等精神障碍，面肌 EMG 显示面肌不同步放电，频率正常，可能系锥体外系功能紊乱所致。②习惯性眼睑痉挛，多为双侧眼睑短暂性、发作性的小型痉挛，眼睑以下不受累，多在童年期及青少年发病，可受意识控制。③癔症性眼睑痉挛，多为发作性双侧眼睑不自主的痉挛，眼睑以下不受累，发作时间较长，多见于青、中年女性，伴有癔症的其他表现，多伴有精神因素，暗示治疗有效。④面肌颤搐，为面肌个别肌束细微的颤动，常累及周围眼睑肌肉，多限于一侧，可自行缓解，有可能是累及脑干、脑神经的良性病变所致。⑤干眼症，多由长时间持续使用电子产品导致的视疲劳引发，主要表现为眼睛干涩、眼肌纤颤，注意休息后多可在 3 个月内自行缓解。⑥痛性抽搐，部分 TN 患者可伴有同侧面部的 HFS，多见于病史较长或疼痛剧烈者，抽搐多较轻，而疼痛更为剧烈。询问病史，患者先有 TN、疼痛不发作时痉挛亦不发作，故不难鉴别。⑦局灶性癫痫，为癫痫发作的颜面部局部表现，多见于病灶位于中央前回下部的患者，表现为发作性病灶对侧面部肌肉强直性或阵挛性抽搐，同时累及颈肌、同侧上下肢甚至全身肌肉。EEG 可见癫痫灶异常放电。⑧锥体外系疾病，舞蹈症及手足徐动症等锥体外系疾病可伴有面肌的不自主抽动，但多为双侧性，且同时伴有肢体的不自主运动，与 HFS 不难鉴别。

13. 三叉神经痛的鉴别诊断

MVD 治疗 TN 的疗效远远不如 HFS 的原因之一就是 TN 鉴别诊断的困难性导致误诊的经常发生，因此，掌握多种头面痛的临床特征就显得尤为重要，问诊在 TN 的鉴别诊断中处于非常重要的地位。

原发性 TN 首先要与继发性 TN 相鉴别。继发性 TN 又称症状性 TN，系指由颅内、外各种病变引起继发性三叉神经损伤而导致的疼痛。其特点与原发性 TN 有所不同，疼痛发作时间持续较长，常可达数分钟至数十分钟，或呈持续性疼痛伴阵发性加重，通常无扳机点；多伴有三叉神经或邻近结构受累的症状和体征，有时尚可有其他脑神经损伤或神经系统局灶症状和体征。常见的继发原因有 CPA 占位性病变、颅底原发或转移性肿瘤（如鼻咽癌）、颅底蛛网膜炎等。头颅 X 线、CSF 检查、颅脑 CT 及 MRI、鼻咽部软组织活检等有助于明确病因诊断。

与 CPA 肿瘤相关的 TN 或者 HFS 所占比率不高，文献报道只有 0.3% ～ 2.5% 的 HFS，以及不到 5% 的 TN 与 CPA 肿瘤相关。Liu 总结了 35 例与肿瘤相关的 TN 病例，其中 16 例（45.7%）为脑膜瘤，14 例（40%）为胆脂瘤。Lee 报道了 9 例与 CPA 区肿瘤相关的 HFS 患者，其中脑膜瘤 5 例（55.6%）、听神经瘤和胆脂瘤各 2 例。

关于 CPA 肿瘤与 TN 或 HFS 的关系，目前尚无定论。Hamby 认为，是肿瘤压迫了三叉神经感觉根的全程或者一部分，造成不同程度的神经变性，最终出现 TN。Cho 总结前人经验，并结合 50 例临床病例，认为 CPA 肿瘤压迫三叉神经感觉根并造成无菌性炎症反应，从而产生 TN，但是 Cho 的 50 例患者均为伽马刀治疗，并未行开颅 MVD，因此是否存在血管压迫不得而知。Liu 报道了 35 例与 CPA 肿瘤相关的 TN 病例，其中多数胆脂瘤患者的三叉神经周围并无无明确血管压迫（11/14），而多数脑膜瘤患者三叉神经周围有明确的责任血管压迫（10/16）。我们曾报道了 9 例听神经瘤继发 HFS 患者，其中 7 例面神经 REZ 有明确责任血管压迫。

为研究继发于 CPA 肿瘤的脑神经疾病的治疗策略，包括手术入路、术中监测手段、是否同时行 MVD，以及对神经、血管、脑组织的保护措施等，并依据患者术后症状、神经功能恢复情况及随访结果来判断该治疗策略的临床价值，我们回顾性分析了中日友好医院神经外科 2014 年 1 月—2017 年 1 月三年间收治的 204 例继发于 CPA 肿瘤的脑神经疾病患者。其中，男性 111 例，女性 93 例；年龄 27 ～ 76 岁，平均 52 岁。继发性脑神经疾病包括 TN 127 例、HFS 10 例、听力障碍 12 例，同时出现以上两种或两种以上脑神经疾病的 55 例。根据肿瘤位置、大小及脑神经受压迫的情况，选择乙状窦后锁孔入路行肿瘤切除 201 例、颞下改良入路 3 例。根据患者术前症状及术中探查血管与脑神经的关系，在肿瘤切除后又同时行三叉神经或面神经 MVD56 例。根据脑神经疾病种类、肿瘤性质和大小、术前脑神经受累情况及预估手术切除难易程度，在 147 例患者术中实施了神经电生理监测。结果：204 例患者肿瘤术后病理证实脑膜瘤 68 例、胆脂瘤 77 例、听神经瘤 59 例。肿瘤全切除 202 例，次全切除 2 例。术后 TN 症状缓解率为 93.1%，HFS 症状缓解率为 91.7%。术后面神经功能保留率为 92.3%，听神经功能保留率为 78.5%。围手术期死亡 1 例。术后随访 1 个月至 3 年，平均随访 1.5 年，肿瘤复发 2 例（均为脑膜瘤）。结论：继发于 CPA 肿瘤的脑神经疾病的治疗策略关键在于选择合适的手术入路、彻底治愈脑神经疾病、尽量不增加新的神经功能障碍。手术入路仍以乙状窦后入路为主，根据肿瘤的位置和向幕上生长情况也可选择颞下入路，以达到完整切除肿瘤并减少脑神经损伤的目的。术中切除肿瘤后应全面探查脑神经根部，如发现仍存在血管压迫神经的情况，应同时实施 MVD 以彻底治愈脑神经疾病。术中应用 BEAPs、AMR、EMG 等神经电生理监测技术对脑神经的保护和判断 HFS 疗效有重要意义。

最近我们还研究了以 TN 或 HFS 为首发症状的 CPA 肿瘤的临床特点以及手术治疗的方法选择。2015 年 5 月—2018 年 11 月，中日友好医院神经外科收治的以 TN 和（或）HFS 为首发症状、术前影像检查或术中发现为 CPA 肿瘤的患者共计 70 例，回顾性分析其性别、年龄、病程、肿瘤性质、肿瘤大小、是否存在责任血管压迫、是否进行 MVD 等临床资料，与同期收治的无 TN 或 HFS 表现的 40 例 CPA 肿瘤的临床数据进行对比，总结其临床特点及相应手术策略。结果：本组患者男性 22 例，女性 48 例；表现为 TN 者 54 例，表现为 HFS 者 16 例；发病年龄为 23 ～ 76 岁，中位年龄 51 岁；病程 3 ～ 240 个月，中位病程时长 36 个月，明显长于对照组（中位病程时长 9 个月），结果具有显著性差异（$P < 0.05$）；胆脂瘤占比最高 34 例（48.6%），其次为脑膜瘤 24 例（34.3%）、听神经瘤 8 例（11.4%）、脂肪瘤 2 例（2.9%）、颈静脉球瘤 2 例（2.9%）；肿瘤大小（最大截面长 × 宽）0.65 ～ 9.18cm^2，平均（3.2±2.5）cm^2，明显小于对照组肿瘤大小 [平均（7.5±5.6）cm^2]，结果具有显著性差异（$P < 0.05$）；术中发现 REZ 有明确责任血管压迫者 53 例（75.7%），表现为 TN 者责任血管均为 SCA，表现为 HFS 者 14 例为 AICA，2 例为 PICA，责任血管明确者均在肿瘤切除后行 MVD；术后随访 2-48 个月，TN 或 HFS 症状均消失。从本组临床病例中可以看出：以 TN 或 HFS 为首发症状的 CPA 肿瘤患者女性多见；表现为 TN 者远远多于 HFS；胆脂瘤最为常见，且主要表现为 TN；与对照组相比，其肿瘤体积更小，病程更长；大多数患者 REZ 存在责任血管压迫；肿瘤切除 +MVD 是此类患者安全、有效的治疗手段。

三叉神经炎较少见，多在感冒、鼻窦炎或牙科疾病后起病，也可由糖尿病、酒精中毒、痛风等引起。疼痛部位为三叉神经分布区，但疼痛呈持续性或阵发性加剧，疼痛区域内多有感觉过敏或减退等感觉障碍，有时伴咀嚼肌无力。查体眶上孔、眶下孔、颏孔等处存在压痛。无扳机点。该病病程短，使用激素、神经营养药等有效。

GN 指局限于舌咽神经分布区的阵发性剧痛，疼痛位于一侧的舌根、扁桃体区、咽部或下颌角、外耳道区，反复吞咽、咀嚼、说话、咳嗽、打哈欠均可引起发作。TN 第三支痛尤其易与 GN 相混淆。因为两者脑神经核距离近，也可能同时发病，且疼痛性质相似，位置比邻，故常常误诊。GN 发病率远低于 TN。临床仔细查体明确疼痛部位及咽部喷涂丁卡因试验可用于鉴别。当最终无法满意鉴别时，术中同时探查后组脑神经和三叉神经是明智的选择。

蝶腭神经痛又称 Slude 综合征，病因不清。多见于女性，发病年龄 30～50 岁，疼痛始发于鼻根、内眦、眼眶、眼球，然后扩展至牙龈、颧骨、耳、乳突部，均为一侧性，甚至向同侧颈肩部放射，有时可放射至手臂。疼痛为烧灼样或钻样痛，持续数分钟至几小时，或呈持续性伴阵发性加剧，或周期性反复发作。发作时患侧鼻腔黏膜肿胀、鼻塞、鼻腔分泌物增加，可伴耳鸣、耳聋、畏光、流泪及下颌部皮肤灼热感和刺痛。蝶腭神经节阻滞或局部麻醉可缓解疼痛，有助于鉴别。

非典型性面痛用于描述一组位置深在的、可能局限的但患者又描述不清的面部疼痛，常为一侧性，范围不超过耳廓的高度。这一疾病范围较为笼统，病因不清，可能与感染、血管神经功能障碍及心理因素相关。疼痛可能发生在三叉神经、舌咽神经和颈2、3 神经分布区域。疼痛范围往往包括两个或者更多的神经支配部位，并可越过中线。疼痛常持续数小时或数周，呈钻样、牵拉样、烧灼样痛，无扳机点，不被吃饭、说话、寒冷等因素诱发。镇痛药或三叉神经、舌咽神经阻滞术或切断术均无效。与 TN 鉴别点在于：①疼痛缓慢开始，逐渐加重，非突然性及发作性；②疼痛弥散、深在、不易定位；③疼痛范围超过三叉神经分布区；④没有扳机点；⑤疼痛发作时可伴有同侧自主神经系统功能紊乱症状；⑥卡马西平等药物无效，抗抑郁药及精神药物有效。

鼻源性头面痛系由于鼻部病变直接刺激鼻黏膜的三叉神经末梢而引起疼痛，并可沿三叉神经分支扩散，出现头面部痛。这类疼痛多为深在性隐痛或钝痛，白天较重，平卧或休息时减轻。任何使头部静脉压增高或使鼻腔、鼻窦黏膜充血的因素均可使疼痛加重，常伴有鼻塞、流脓鼻涕、嗅觉减退等，有时可有全身症状。仔细询问患者病史及体格检查有助于鉴别。

耳源性头面痛较为少见，多为长期化脓性中耳炎或乳突炎未经耳鼻喉专科系统治疗、炎症未能得到控制、逐渐侵犯累及三叉神经分支所致。疼痛常为持续性，没有扳机点，服用卡马西平等药物无效。结合患者中耳炎病史及查体不难鉴别。

许多眼部疾病如青光眼、虹膜睫状体炎、眶蜂窝织炎、屈光不正及眼肌平衡失调等均可引起类似 TN 的症状，甚至较为剧烈，可被称为眼源性头面痛，多伴有视觉功能障碍，容易诊断。

许多以牙痛起病的 TN 往往在拔除牙齿等口腔治疗无效后才前往神经科就诊。牙源性头面痛虽然疼痛也可非常剧烈，但多为持续性钝痛，无扳机点，服用卡马西平无效，口腔检查可见明确的牙源性病因。

其他需要与 TN 鉴别的头面痛还包括：①中间神经痛，该病罕见，主要表现为单侧外耳道、乳突部烧灼痛，可伴有同侧面瘫、带状疱疹、味觉障碍等。②丛集性头痛，该病累及面部时多涉及颞部，呈持续性，可有面部潮红、多汗、结膜充血等伴随症状，服用抗组胺药物有可能缓解。③其他先天性发育或变性疾病，如颞颌关节疼痛、茎突过长症、多发性硬化、延髓空洞症或枕大孔畸形等，均可导致类似 TN 的症状，神经科细致查体及影像学检查有助于鉴别。

14. 舌咽神经痛的鉴别诊断

某些 CPA 肿瘤、蛛网膜炎、血管性疾病、鼻咽部肿瘤等均可激惹舌咽神经而引起舌咽神经分布区的疼痛，被称为继发性 GN，有别于原发性 GN 的临床特点为：疼痛发作持续时间长或呈持续性，诱发因素及扳机点不明显，夜间为重。

喉上神经痛酷似 GN，但根据疼痛起自于甲状软骨与舌骨韧带的后外侧、扳机点位于梨状隐窝、麻醉该区可使疼痛暂时缓解等情况可对该病做出诊断。

非典型面痛与 GN 的鉴别点在于：①疼痛缓慢开始，逐渐加重，非突然性及发作性；②疼痛弥散、深在、不易定位；③疼痛范围超过舌咽神经分布区；④没有扳机点；⑤疼痛发作时可伴有同侧自主神经系统症状；⑥卡马西平等药物无效，抗抑郁药及精神药物有效。

颞下颌关节紊乱综合征是一种局限于颞下颌关节区的疼痛，可发生于一侧，也可两侧同时出现，可出现关节炎、肌痛、肌筋膜痛、肌腱炎、牙关紧闭、肌痉挛等表现。当表现为单侧间断性疼痛时，常常与 GN 相混淆，但前者常常在关节运动时出现杂音，颞下颌关节处触痛阳性，且关节活动受限。

Eagle 综合征即茎突过长综合征，是茎突过长或生长方向异常所致的表现为疼痛的复杂综合征。该疼痛往往发生于单侧咽部及耳前，与 GN 相似，是继发性 GN 的最常见原因，行茎突 X 线或 CT 检查可鉴别。

参考文献

1. Gilden DH．Clinical practice. Bell's palsy.N Engl J Med，2004，351（13）：1323-1331．

2. Valls-Sole J.Facial palsy，postparalytic facial syndrome and hemifacial spasm. MoV Disord，2002，17（2）：49-52．

3. Li X，Zheng X，Wang X，et al. Microvascular decompression treatment for post-bell's palsy hemifacial spasm. Neurological Research，2013，35（2）：187-192．

4. Nurmikko TJ，Eldridge PR. Trigeminal neuralgia pathophysiology，diagnosis and current treatment. Br J Anaesth，2001，87（1）：117-132．

5. Headache Classification Committee of the International Headache Society：The

中国医学临床百家

international classification of headache disorders.Cephalalgia, 2004, 24: 126-130.

6. Manzoni GC, Torelli P. Epidemiology of typical and atypical craniofacial neuralgias. Neurol Sci, 2005, 26 (2): 65-67.

7. Sharma PS, Sattur AP, Patil PB, et al. Hemifacial spasm secondary to vascular loop compression: a rare case report. Oral radiology, 2018, 34 (3): 273-276.

8. Harada A, Takeuchi S, Inenaga C, et al. Hemifacial spasm associated with an ependymal cyst in the cerebellopontine angle. Case report. J Neurosurg, 2002, 97 (2): 482-485.

9. Nayak R, Chaudhuri A, Chattopadhyay A, et al. Tentorial meningioma presenting as hemifacial spasm: An unusual clinical scenario. Asian Journal of Neurosurgery, 2016, 11 (2): 178-179.

10. Liu P, Liao C, Zhong W, et al. Symptomatic trigeminal neuralgia caused by cerebellopontine angle tumors. The Journal of Craniofacial Surgery, 2017, 28 (3): 256-258.

11. Lee SH, Rhee BA, Choi SK, et al. Cerebellopontine angle tumors causing hemifacial spasm: types, incidence, and mechanism in nine reportedcases and literature review. Acta Neurochirurgica, 2010, 152 (11): 1901-1908.

12. Cho KR, Lee MH, Im YS, et al. Gamma knife radiosurgery for trigeminal neuralgia secondary to benign lesions.Headache, 2016, 56 (5): 883-889.

13. Liu J, Liu P, Zuo Y, et al. Hemifacial spasm as rare clinical presentation of vestibular schwannomas.World Neurosurgery, 2018, 116 (08): 889-894.

14. 甄雪克, 张黎, 于炎冰, 等. 显微血管减压术治疗贝尔麻痹后面肌痉挛的

临床研究 . 中华神经外科杂志，2016，32（10）：989-991.

15. 王忠海，于炎冰，徐晓利，等 . 继发性面肌痉挛（附 5 例分析）. 中国微侵袭神经外科杂志，2007，12（9）：396-397.

（于炎冰　张　黎　整理）

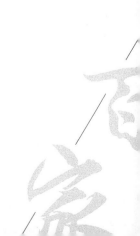

脑神经疾病的外科治疗

15. 只有显微血管减压术可治疗面肌抽搐

关于 HFS 病因学的研究经历了一个漫长的过程。20 世纪初有学者推测 HFS 的病理改变在基底核，可能与炎症有关。不过早在 1875 年，Schulitze 等已报道 1 例 HFS 患者尸检结果，发现 CPA 面神经受到基底动脉瘤压迫，但在当时没有引起足够的重视。此后 HFS 的治疗取得了一些进展。Harris 首先介绍在颈乳孔平面用酒精阻滞面神经干以阻断面神经异常兴奋传导。1956 年，Gowthorn 介绍面神经干切断术。次年，Lewis 提出在颞骨内切断面神经干 2/3。之后不久，German 提出在腮腺的边界上选择性切断面神经分支的 3/4，保留 1/4。但以上术式都以牺牲面神经功能为代价，既不能彻底消除发作，又避免不了复发，使 HFS 的治疗陷入尴尬的境地，而这些破坏性术式也早已被摒弃。

20 世纪 60 年代后，HFS 的手术治疗出现了一个全新的转折点，一种全新的手术方法问世了——MVD。早在 1944 年 Campbell 与 Keedy 对 1 例 TN 伴同侧 HFS 的患者行 CPA 三叉神经根切断术，术中意外发现有异常血管覆盖在面神经上。不久，两学者在另 1 例 TN 患者术中又发现相同的情况，他们开始意识到这绝非偶然，检索文献发现前人也无类似记载，于是共同发表了一篇报道，在讨论中提出 CPA 血管压迫可能是 HFS 和 TN 的发病基础。可惜的是，该个案报道发表后并没有引起同行的注意。1962 年，神经外科大师 Gardner 在美国神经外科杂志发表了题为"面神经松解术治疗 HFS"的文章，首先用血管减压术治疗 HFS，并明确提出了血管压迫病因学说；文中共报道 19 例患者，手术证实其中 13 例面神经受异常血管压迫，分离血管与神经后症状消失，无 1 例面肌瘫痪，经长期随访无 1 例复发。这篇文章轰动了神经外科学界，标志着 MVD 手术前身的出现。之后不久，MVD 的灵魂人物 Jannetta 正式开始崭露头角，HFS 的治疗也开始迈进一个新的纪元。Jannetta 首先提出 MVD 的概念，于 1982 年报道了 MVD 治疗 229 例 HFS 的结果：术中发现 98% 有血管压迫，行 MVD 后仅 2.2% 患者无效。此后，MVD 手术技术不断改进，诸如术中采用 BAEPs 监测、手术显微镜的应用和后颅窝血管神经解剖学的深入研究等使 HFSMVD 更安全、更有效。20 世纪 70 年代中期以后，MVD 因其治疗 HFS 的安全性、有效性而迅速在临床推广。

近年来国内外应用 A 型肉毒素多点注射法治疗 HFS 的报道

日渐增多。肉毒素是一种嗜神经蛋白，可阻滞所有胆碱能神经末梢，包括周围运动神经的乙酰胆碱释放，注射在病肌时能造成暂时性弛缓性麻痹。肉毒毒素不同于神经破坏剂（酒精和酚），肌内注射后不会发生肌肉或神经毁损，对肌活动过度是一种耐受性良好的局部注射剂。根据患者病情选择注射部位与药物剂量：对初发病、仅眼轮匝肌抽搐者，可采用上、下睑的内外侧或外眦部颞侧皮下眼轮匝肌共 4 点或 5 点注射；对一侧面部肌肉抽搐较广泛者还需注射于颧弓处的颧大肌及颧小肌、面中的颊肌、面下部的口角或上唇的口轮匝肌等点。影响疗效的最重要因素是正确选择注射肌肉及注射位点。疗效多在注射后经过 2～5 天潜伏期逐步显现，持续有效期约 3 个月。鉴于其无法针对病因治疗，注射后不同程度的复发在所难免。复发者可用原方法和剂量注射，其疗效和作用持续时间在数轮间的差异无显著意义。常见并发症包括短暂的睑下垂、症状性干眼、睑闭合乏力、暴露性角膜炎、流泪、畏光、表情呆板、面部下垂、穿刺部位血肿、轻度视物模糊或复视等。并发症的发生与剂量有关，小剂量局部注射不会发生中毒，也无全身不良反应。此方法仅适用于无法耐受 MVD 或拒绝开颅手术的 HFS 患者。

药物（如卡马西平）治疗 HFS 总是无效的。面神经周围支或经茎乳孔面神经主干药物注射或射频毁损、肉毒素注射等面神经破坏性疗法总会复发，反复注射后可能导致不可逆的面瘫、肌萎缩，甚至面部变形。因此，一旦确诊 HFS，只有采用 MVD 进行治疗。

16. 严格把握乙状窦后入路手术治疗三叉神经痛的手术指征

　　MVD 是 TN 唯一的根治性治疗选择，其有效率可达 95% 以上。不同于 HFS，并非所有的原发性 TN 都需要外科治疗，卡马西平在今后很长一段时间内仍将是对症治疗 TN 效果最确切、最为常用的药物。临床上既应避免盲目扩大乙状窦后入路开颅手术治疗 TN 的适应证，又必须明确：对于能耐受开颅手术的患者，MVD 是首选外科治疗方法，优于伽马刀或射频等其他手段。

　　术前医师应该详细评估患者，仔细与其他头面痛相鉴别，确认有外科治疗指征。对卡马西平治疗有效的患者，如果用药量不太大，又可以耐受药物的不良反应，其实完全没有必要选择外科治疗。长期大剂量应用卡马西平导致肝脏损伤或影响到造血系统的、虽然有效但药物不良反应太大的、初始治疗就无效的或药物疗效逐渐下降的患者，在选择手术治疗之前也可以先尝试一下奥卡西平、加巴喷丁、普瑞巴林等可供替代的二线药物。

　　之所以对 TN 的开颅手术持谨慎态度、建议严格把握乙状窦后入路手术治疗 TN 的手术指征，除了必须顾及开颅手术所固有的严重风险外，另一个重要原因就是其疗效并不如想象中那么好，尤其是远期疗效。中日友好医院神经外科单一术者采用 MVD 或 MVD+ 三叉神经感觉根部分切断术（partial sensory rhizotomy，PSR）治疗的 99 例原发性 TN 患者（40 例 MVD、59 例 MVD+PSR），随访 13.2～118.8 个月，平均长达 63 个月。通过巴罗神经学研究所疼痛评分评价疗效。结果发现只有 MVD 组中 62.5% 和 MVD+PSR 组中 69.5% 的患者拥有良好的长期疗效。客观而言，结合国外文献报道，乙状窦后入路手术治疗 TN 的远期疗效能达到 70%～80% 已实属不易。

脑神经疾病本身只会影响患者的生活质量，而不会危及其生命。功能神经外科手术的一个基本原则就是在解除患者病痛的同时不引发患者所不能接受的严重并发症。困扰刚开始尝试行 MVD 的神经外科医师的一个主要问题就是术后严重并发症的发生。即使对有丰富 MVD 手术经验的医师，术中岩静脉出血，脑干穿动脉离断，术后小脑、脑干出血梗死等严重并发症也可导致灾难性后果，术后面瘫、听力障碍等脑神经相关并发症也并不鲜见。MVD 术后因 CPA、小脑半球血肿等必须行后颅窝减压的概率约为 0.3%～2.5%，其中约 1/3 患者最终死亡；加上术后远隔部位出血、脑梗死、脑积水、颅内感染、围手术期心肌梗死、肺栓塞等意外情况，MVD 的总病死率约 0.1%～1%。因此，对 TNMVD 围手术期风险进行评估、采取相应措施提高 MVD 手术的安全性、降低术后并发症发生率是个极其重要的课题。术前应对患者进行充分的手术耐受性评估，尽量避免手术本身带来的死亡等严重并发症的发生。对于存在严重系统性疾病且控制不佳的患者应慎重选择 MVD。术前合并高血压、冠心病、糖尿病、甲状腺功能亢进或减退等疾病的患者，建议经过正规治疗后再行手术。术前长期口服阿司匹林、华法林等抗凝药者必须停药 7 天以上方可行 MVD。术前对患者的心理状况的评估也极为重要。因多年 TN 而导致抑郁症和（或）焦虑症者并非少见，应积极进行心理疏导，待其心理状态稳定后再考虑手术。

建议严格把握乙状窦后入路手术治疗 TN 的手术指征的另外一个重要原因，就是还有其他外科治疗方法可供选择，尤其是针对首次开颅手术后无效或复发的患者。可供选择的方法包括经皮穿刺三叉神经半月节射频毁损、经皮穿刺三叉神经周围支射频毁损、经皮穿刺三叉神经半月节球囊压迫（percutaneous balloon compression，PBC）或立体定向放射外科治疗（伽马刀）等。在更安全的前提下，这些方法的固有缺点是术后面部感觉异常和更高的复发率。因此，应该客观地评价每一种方法的优缺点，尤其是不可盲目夸大经皮毁损性手术的优势、进而盲目扩大其手术指征，因为毕竟 MVD 仍然是诸多外科治疗方法中的第一选择。

需要指出的是，在选择外科手术治疗方式上，患者享有对所有可供选择的外科治疗方法的知情权，手术医师不得带有倾向性地将自己的主观意志强加于或暗示患者，而应客观地将每一种方法的优缺点详细向患者交代清楚。

TN 病因的复杂多样性也提示神经外科医师在决定实施开颅手术之前要慎重考虑和评估。例如我们曾经报道过临床甚为少见的脑积水继发 TN 病例，回顾分析了自 2009 年 1 月—2013 年 7

月中日友好医院神经外科收治的 5 例病例，其中 1 例头颅 MRI 示脑积水合并 Chiari 畸形，另 4 例头颅 MRI 示幕上脑室系统明显扩张而四脑室形态基本正常，均行脑室 - 腹腔分流术，术后 TN 症状完全消失，无手术并发症。随访期间所有患者脑室系统均恢复正常，TN 无 1 例复发。虽然目前有关脑积水导致 TN 的发病机制仍然不明确，但通过对本组患者资料的分析，我们推测可能存在以下几种机制导致 TN 发病：①脑积水或畸形解剖结构导致神经受压，从而引起神经功能障碍。本组患者磁共振表现为梗阻性脑积水，通常引起 ICP 增高，从而可能导致 CPA 池被动缩小，其中的血管与神经接触紧密，导致血管压迫神经从而引起临床症状。而本组 1 例患者合并扁平颅底、Chiari 畸形，通过磁共振血管成像（3D-TOF-MRA）和稳态构成干扰（CISS），亦未见发病侧三叉神经根部有明显血管压迫。据报道即使应用目前最先进的影像学技术也不一定能发现三叉神经根部有无血管压迫。所以，单纯应用该理论不能完全解释本组疾病的发病原因。②神经的非轴向牵拉可能导致神经纤维的脱髓鞘、髓鞘再生和假突触的形成。神经的非对称牵拉可以用来解释神经症状发生的一侧性，但在本组病例中未发现不对称的小脑扁桃体下疝，所以无法应用不对称的小脑扁桃体下疝进行解释。由于本组患者均在行脑室 - 腹腔分流后症状缓解，所以，另外一种可能的解释是 CSF 动力学异常引起的脑积水导致神经非对称牵拉，从而引起神经纤维脱髓鞘、髓鞘再生和假突触的形成。然而，本组患者症状均在 3 天之内消失，而神经纤维的脱髓鞘及突触联系的改变往往需要相对较长的时间，所以应用此机制亦无法解释其发病原因。但是忽略神经纤维的脱髓鞘及突触联系的改变，仅神经受到非轴向牵拉可以用来解释本组病例的发病原因。③三叉神经非轴向的牵拉可能引起其根部微循环的改变，从而诱发临床症状的产生，但是尚无直接的依据。有少量文献报道三叉神经根部的微小梗死可引起 TN。亦有学者推测异常解剖结构的血管压迫可引起神经根部微循环的改变，从而改变神经功能导致临床症状的发生。但在本组病例中并非所有患者神经根部均有异常血管压迫引起局部微循环改变，况且神经根部局部微循环的改变是不可逆的，症状亦不可能在局部微循环发生改变后立即消失。所以，应用三叉神经非轴向牵拉引起其根部微循环的改变解释临床症状显得不充分。④有学者推测三叉神经核受压可能导致 TN。与三叉神经有关的核组成：三叉神经中脑核、三叉神经脑桥核、三叉神经脊束核。其中，三叉神经脊束核与三叉神经分布区的痛觉、温度觉有关，其颅侧端起于脑桥中下部，尾侧端在第 1、第 2 颈髓节段与后角相续。由于其行程长，且位于延髓背外侧浅表部，容易受到异常解剖结构或 ICP 增高的压迫而引起临床症状。本组患者均有脑积水，易引起 ICP 增高，增高的 ICP 可能压迫三叉神经核团。况且所有患者在行脑室 - 腹腔分流后症状均消失，从某种程度上支持核团受压导致症状的发生。随着 ICP 的下降，脑干压力逐渐缓解，神经核团的功能亦逐渐恢复到正常。我们推测脑室 - 腹腔分流不仅降低了 ICP，而且还改善了异常的 CSF 动力学，从而使脑内和脊髓内的压力达到新的平衡，故可以用来解释本组患者症状消失的原因。脑室 – 腹腔分流术后 TN 症状的消失提示 ICP 的重建和 CSF 动力学的改善发挥至关重要的作用。我们推测本组患者脑积水可能使神经受到非轴向牵拉和（或）神经核团受压而引起 TN 的发生。

17. 乙状窦后入路手术治疗三叉神经痛的术式选择

当决定对 TN 患者实施乙状窦后入路手术治疗时，涉及是否加行 PSR 术式的选择问题。将 MVD 与 PSR 有机结合以尽量提高手术有效率、降低并发症发生率，也是功能神经外科医师的主要努力方向。

TN 的多病因性决定了 TN MVD 术中未发现责任血管的情况经常可以遇见，此时可行 PSR。多发性硬化伴随的 TN 行 PSR 常可获优良疗效。

对 TN 而言，区分典型和不典型者具有重要意义，不典型 TN 行 MVD 的有效率远低于典型者，而且往往需行 PSR。可资鉴别的典型原发性 TN 的临床特点包括：①疼痛有明确的范围，不会超过三叉神经感觉支所支配的范围；②阵发性发作；③存在时间长短不一的缓解期，有的甚至长达数年；④有诱发因素及扳机点；⑤初始服用卡马西平治疗有效。不典型 TN 的发病机制可能比较复杂，更可能与中枢源性病因有关。MVD 证实存在血管压迫的不典型病例，其致病原因可能是由于神经受压较久，轴突受损、髓鞘脱落严重，造成感觉神经元兴奋性提高，产生异常自发性放电增多和异常传导环路增多，从而使症状变得持续，烧灼感和面部感觉障碍成为多见的症状；但由于多数神经元在不同时刻除极放电而后进入兴奋不应期状态，难以使多数神经元同时被激活产生除极放电，所以，触发性针刺样剧烈疼痛较典型 TN 病例少见。对于不典型 TN 患者，单纯 MVD 术后疼痛缓解率可能低至 50%左右，因此如何逐步提高不典型 TN 患者的手术疗效仍然是临床上面临的一大难题。研究发现三叉神经全程充分减压是提高手术疗效的关键因素，遗漏任何责任血管均有可能导致手术失败和术后疼痛复发。故对于不典型 TN 患者，术中若发现动脉压迫不明显或者单纯静脉压迫，在沿三叉神经长轴松解粘连的蛛网膜、全程三叉神经减压后应该行神经梳理术（针对相对年轻的患者）或 PSR（针对老年患者）以保证术后疗效。有国内学者认为，MVD 治疗典型 TN 的疗效要明显优于非典型患者，可能与典型患者的发病年龄较晚、病程较短、疼痛范围局限、以动脉压迫多见及能够充分减压有关。为了提高手术的最终效果，术前应根据患者的临床特征、发病年龄及病程来合理选择手术适应证，术中应在仔细探查的基础上，对所有压迫血管进行充分分离和减压，术后还应视疼痛缓解程度给予适当的辅助治疗。

无效或复发的 TN 患者，根据首次手术具体情况和当前身体状况，可考虑二次 MVD、PSR、射频毁损、球囊压迫或立体定向放射外科（伽马刀）治疗。我们认为局部蛛网膜严重粘连是导致复发的最重要原因，垫棉异常和出现新的责任血管这两个主要复发原因也直接或间接的与蛛网膜粘连有关。已复发的病例二次手术后有可能因蛛网膜再次粘连而导致压迫再次复发，因此，二次探查术时的术式选择应以 PSR 为主。为保证疗效，在以下情况并存时才考虑只行 MVD 术：①较年轻患者；②二次探查术中发现粘连不重；③存在明确的动脉性血管压迫；④血管减压满意。

高龄 TN 患者在行乙状窦后入路 CPA 探查术时的术式选择方面一直存在争议。MVD 治疗 TN 术后有一定的复发率和无效率。对于一般患者一旦复发或无效可以再次手术探查，如发现有粘连、垫棉脱落等原因导致的血管重新压迫可再次行 MVD；如未发现血管压迫则可行 PSR。但高龄患者往往并存身体重要脏器的严重疾病，一般难以耐受二次麻醉和手术创面，勉强手术风险较大。因此有人主张对于高龄患者不论术中探查有无发现血管压迫均行 PSR 术，以免万一手术无效或复发时面临两难境地。也有人认为即便是对于高龄患者 MVD 同样有效，破坏性的 PSR 对 TN 这类功能性疾病而言并非治疗的首选。TN 患者行 MVD 术后无效和复发的原因是多方面的。在行显微外科手术治疗之前，应进行详尽的检查，选择合适病例，术中仔细辨认以避免遗漏责任血管，将压迫血管充分减压，选择合适大小和形状的减压垫棉，尽量降低复发率和无效率，这是高龄患者规避二次手术风险的根本措施。高龄 TN 患者行显微神经外科手术治疗的术式选择应根据术中探查的实际情况区别对待。对于有明确血管压迫的病例，如无蛛网膜增厚、粘连，不论责任血管是何种类型，均行 MVD，不必再另加行 PSR；如有蛛网膜明显增厚、粘连，则行 MVD+PR；对于无血管压迫病例，则行 PSR；对于责任血管不明确的病例，则行 MVD+PR。感觉根切断后的面部麻木虽必然出现，但多可耐受而不影响患者的生活质量，故高龄 TN 患者行显微神经外科手术治疗选择术式时，PSR 的指征根据情况可适当地放宽。中日友好医院神经外科单一术者统计的 54 例高龄 TN 病例（年龄 70 ～ 79 岁，平均 74.8 岁），49 例（90.7%）合并有 1 种以上的重要脏器疾病。按选用术式不同分为 3 组。A 组 37 例患者行 MVD，术中所见：12 例（32.4%）有 CPA 局部蛛网膜增厚粘连；锐性解剖蛛网膜后探查责任血管为 SCA 者 26 例，SCA 合并静脉压迫 5 例，SCA 合并 AICA 压迫 2 例，SCA 合并 BA 压迫 2 例，SCA 合并 AICA 及 BA 共同压迫 1 例，单纯 VA 1 例；如有压迫静脉则电凝后切断，然后将责任血管推离三叉神经根部，以垫棉垫开血管，彻底减压。B 组 5 例患者行 PSR，均有 CPA 局部蛛网膜增厚、粘连，探查未发现任何压迫血管，行 PSR。C 组 12 例患者中有 8 例（66.7%）CPA 局部蛛网膜增厚、粘连，该 12 例患者责任血管均不明确，6 例疑为 SCA 压迫，3 例疑为岩上静脉压迫，疑为 SCA 合并静脉、AICA、SCA 合并 VA 压迫各 1 例，均在行 MVD 后再加行 PSR。全部病例中共有

24 例（44.4%）发现 CPA 局部存在显著蛛网膜增厚粘连，均锐性解剖之。全部病例获 36～73 个月随访，平均 51 个月。A 组 37 例患者术后 89.2%（33/37）疼痛立刻消失，8.1%（3/37）疼痛明显减轻，出院时总有效率 97.3%；随访期间总有效率 86.5%（32/37），疼痛复发 4 例，占 10.8%，1 例（2.7%）无效；4 例复发病例中 2 例再次手术，术中均发现蛛网膜明显增厚、粘连（该 2 例首次手术中也发现蛛网膜增厚、粘连），压迫血管不明确，行 PSR 后均获治愈。B 组 5 例患者术后 80%（4/5）疼痛立刻消失，20%（1/5）疼痛明显减轻，没有无效病例，随访期间总有效率 100%，无疼痛复发病例。C 组 12 例患者术后 83.3%（10/12）疼痛立刻消失，16.7%（2/12）疼痛明显减轻，没有无效病例，随访期间总有效率 100%，无复发病例。本组随访期间总有效率 90.7%（49/54），复发率 7.4%（4/54），无效率 1.9%（1/54）。全部患者中并发症发生情况：行 PSR 者术后均有相应切断之三叉神经感觉根分布区的面部麻木，未行 PSR 的患者中有 3 例（8.1%）出现轻度面部麻木，随访期间均见不同程度好转，均不影响其生活质量；术后发生听力障碍 1 例，复视 1 例，随访期间好转；术后发生无菌性脑膜炎 1 例，出院时治愈。

18. 正确看待并充分利用三叉神经感觉根部分切断术

PSR 主要在后颅窝探查未见明显血管压迫的特发性 TN 患

者中使用。另外，PSR 在 MVD 或其他手术失败或复发的 TN 患者，尤其是二次探查未见血管压迫的患者中被推荐使用。对于继发于多发性硬化的 TN（multiple sclerosis-associated trigeminal neuralgia，MS-TN），有学者认为 PSR 可能比药物治疗或其他外科手术能够提供更有效和更持久的疼痛缓解。

PSR 其实历史由来已久，由 Dandy 在 20 世纪 20 年代最早提出，因而也被称 Dandy 手术。最初，Dandy 对三叉神经感觉根进行全部切断，后来改为部分切断，发现这样可以保留部分面部触觉。乙状窦后入路 PSR 的手术步骤基本同 MVD。对于三叉神经感觉根的切断范围及切断位置各文献报道不一。Young 等所报道的切断范围在 1/3 ～ 2/3，切断位置为距脑桥 2 ～ 5mm 处。Terrier 等通过对电生理数据、解剖数据和手术结果的研究，提出了一种"靶向 PSR"的技术，指出切断三叉神经感觉根贴近脑桥背外侧 2/3 的部分可减少并发症的发生。Gao 等推荐切断距脑桥 0.5 ～ 1.0 cm 的三叉神经感觉根后外侧 2/3 的神经纤维。我们认为三叉神经感觉根切断的比例不宜超过 3/4，位于三叉神经感觉根最内上方的纤维不可切断，以免影响角膜感觉，且如有感觉根滋养血管出血，不可电凝，以免术后出现面部痛性麻木。

关于首次手术即采用 PSR 术式的疗效，Young 等回顾性分析了 83 例 PSR 患者，平均随访长达 72 个月，40 例（48%）患者术后疼痛立刻缓解，18 例（22%）患者疼痛较术前减轻，25 例（30%）患者术后疼痛无改善或较术前更重；术后第 1 年失败率为 17%，术后平均每年复发率为 2.6%，并指出术前接受过其他手术或三叉神经感觉根第三支受累为预后不良的相关因素。Klun 等报道了 42 例接受 PSR 的 TN 患者的长期随访结果，86% 的患者术后疼痛完全缓解，然而 5 年后的复发率达到了 50%，但他同时指出这可能是由于神经切断时过于谨慎所致。Delitala 等为 14 例无明显血管压迫的患者实施了 PSR，所有患者均获得了完全的疼痛缓解且没有出现明显的感觉减退。Zakrzewska 等对 MVD 和 PSR 术后患者进行了长期随访，发现 MVD 有效率为 90%（220/245），PSR 有效率为 88%（53/60）；MVD 组患者总体满意度为 89%，PSR 组为 72%，且 MVD 组出现抑郁的患者明显少于 PSR 组（3.2% MVD，17% PSR）。Terrier 等所报道的 22 例 PSR 中，19 例（86.4%）患者疼痛得到完全缓解，3 例（13.6%）疼痛得到部分缓解；平均随访 28.5 个月后，8 例（36.4%）患者复发，在术后 1 年和 5 年的复发率分别为 14.6% 和 31.5%。

关于在首次 MVD 术后无效或复发的患者二次乙状窦后入路手术探查中应用 PSR 的疗效，Bederson 等研究发现在 20 例复发 TN 的患者中有 18 例并没有发现因血管压迫或局部粘连而导致的三叉神经感觉根受压或变形，并为这 18 例患者施行了 PSR，术后疗效优于第一次手术。Cho 等为 31 例 MVD 术后复发的 TN 患者进行了后颅窝探查，对其中 16 例（52%）探查结果为阴性的患者施行了 PSR，其中 11 例（69%）患者的疼痛得到了完全缓解。我们为 37 例 MVD 术后疼痛复发的患者行再次后颅窝探查发现无责任血管压迫或其他异常的有 23 例（62%），并为 30 例患者行 PSR、3 例患者行单纯 MVD、4 例患者行 MVD+PSR，并进行了平均 38.2 个月的随访，发现总有效率可达 97%（36 / 37），指出二次手术的术式选择应以 PSR 为主。

关于在 MS-TN 的手术治疗中应用 PSR 的报道较少。在近几年的研究中有学者指出，与经皮穿刺三叉神经感觉根破坏性手术和伽马刀治疗相比，接受 PSR 治疗的 MS-TN 患者疼痛缓解的时间明显延长，治疗后的中位生存期更长，术后疼痛消失的患者比例更高，术后并没有出现严重的并发症，也没有增加面部感觉异常或角膜溃疡的风险。Krishnan 等为 21 例 MS-TN 患者实施了 PSR，其中没有一例患者需要再次治疗，所有患者术后 4 个月、12 个月、65 个月和 110 个月均无疼痛，无死亡、颅内出血、颅内感染、CSF 漏等严重并发症。Abhinav 等对 23 例 MS 及 47 例非 MS 的 TN 患者实施 PSR，并从疼痛缓解率和患者满意度方面分别进行了平均为 883 天和 1162 天的随访，发现两组患者 PSR 后的结果均为良好或优秀。

Young 等所报道的 83 例接受 PSR 的 TN 患者中，27 例（33%）术后无面部感觉障碍，41 例（49%）出现轻度面部感觉减退，15 例（18%）出现重度面部麻木；其他并发症包括：中脑梗死 1 例、患侧听力障碍 1 例、CSF 耳漏 1 例、暂时性的吞咽困难 1 例、暂时性咬肌无力 1 例。Klun 等报道所有接受 PSR 的 TN 患者术后均存在不同程度的面部感觉障碍，几乎所有的患者都出现了口唇疱疹，但没有 1 例角膜反射消失。Terrier 等报道的并发症中，22 例患者中 5 例（22.7%）术后出现面部感觉减退，2 例出现面部痛性麻木，所有患者角膜反射和咀嚼肌运动功能均完好。我们发现行 PSR 者术后均有相应切断之三叉神经感觉根分布区的面部麻木，但随访期间均见不同程度好转，且均不影响患者生活质量。Bederson 等报道了 86 例没有发现明显血管压迫的患者接受了 PSR 或 MVD+PSR，发现 PSR 组与 MVD+PSR 组的并发症没有显著性差异，并指出与 PSR 相比，单纯 MVD 术后发生面听神经并发症的风险更大，而且先前接受了三叉神经射频治疗的患者更容易出现并发症。国内有学者将 MVD 与 PSR 治疗 TN 的术后并发症进行了对比研究，发现 MVD 组与 PSR 组发生面部感觉异常、听力丧失、角膜溃疡、咀嚼肌无力、共济失调、伤口皮下积液等并发症的概率无明显差异，而 PSR 组口周疱疹及术后总并发症的发生率明显高于 MVD 组。Gelber 等报道在接受 PSR 的 20 例患者中，所有患者疼痛完全缓解且角膜反射都得以保留，没有患者出现痛性麻木，但所有患者都出现了轻微的面部感觉障碍。

　　TN 是最严重的神经性疼痛之一，目前对于顽固难治性 TN 的外科治疗仍以 MVD 为主，然而对于特发性 TN、MS-TN 及 MVD 术后无效或复发的 TN 患者，PSR 仍为一种有效及安全的外科治疗方法。不可单纯追求 MVD 完全保留神经功能的优点而特意弃用 PSR，因为手术的最终目的是让患者的疼痛得到缓解。目前对于 PSR 中三叉神经感觉根的切断范围及切断位置尚无统一标准，有待于进一步深入研究，以尽可能减少 PSR 术后并发症，从而进一步提高患者的满意度及生活质量。事实上，因为 PSR 而导致患者术后严重面部麻木的情况在临床上是并不多见的。

19. 乙状窦后入路手术治疗舌咽神经痛的术式选择

在 1910 年 Weisenburg 首先描述了 GN 之后的 10 年间针对 GN 没有有效的外科治疗手段。Sicard 和 Robineau 在 1920 年首先提出采用外科手术方法治疗 GN，此后各种手术方式相继开展。1922 年 Adson 率先采用经颅舌咽神经根切断术治疗 GN。1927 年，Dandy 将其推广，曾对 2 例患者行枕下入路将舌咽神经根切断并获得满意疗效，并提出疼痛复发的原因与迷走神经和舌咽神经根之间存在交通有关，从而确立了舌咽神经根 + 迷走神经上部根丝部分切断术（partial rhizotomy，PR）为治疗 GN 的经典术式。此后各种手术入路相继开展。Torigoe 曾报道经口咽入路将舌咽神经根切断并获得痊愈，但以后未见类似报道。1977 年，Laha 与 Jannetta 提出 GN 可以应用 MVD 治疗并取得满意疗效。目前大多数学者认为乙状窦后入路操作方便、损伤小、并发症少，是较理想的手术入路。经由该入路可行舌咽神经根 MVD 及舌咽神经根、迷走神经上部根丝选择性 PR，两者都是治疗原发性 GN 安全有效的手术方法。

经皮穿刺舌咽、迷走神经射频热凝毁损术现较少应用。有伽马刀治疗成功的报道，但由于舌咽神经根纤细，定位困难，该术式尚未广泛开展，也缺乏远期随访结果。

单纯 MVD 治疗 GN 的有效性和安全性均毋庸置疑，但以下诸多因素导致减压过程中容易遇到责任动脉无法被满意推移的情况：①舌咽神经根和迷走神经根丝在解剖位置上更加邻近颅底，局部操作空间小，REZ 不易充分显露，在某些严重颅底凹陷、后颅窝容积狭小的病例中，甚至根本无法显露 REZ；②责任血管多为迂曲硬化的 PICA 主干和（或 VA）（图 6），穿动脉较多；③责任血管多隐藏于延髓后外侧沟内，位置深在、隐蔽；④后组脑神经比较纤细且排列紧密，更易受到损伤。以上情况可直接或间接导致 MVD 术中减压困难。当由于各种原因责任动脉无法被满意推离 REZ 而可能影响减压效果时，可将责任动脉推向颅底硬膜后在责任动脉与该处硬膜之间涂以少量医用 EC 耳脑胶固定，从而将责任动脉悬吊离开 REZ 以达到满意减压效果。有学者甚至主张在 GN MVD 术中常规应用动脉悬吊法。但同时应注意到，后组脑神经在解剖位置上邻近悬吊处颅底，生物胶的化学性刺激常可导致后组脑神经功能障碍。应用动脉悬吊法可能带来的危害包括动脉损伤和化学性（无菌性）脑膜炎，小心细致的镜下操作、术终反复冲洗可使其发生率降低。

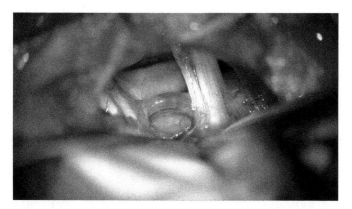

图 6　GN MVD：VA 及 PICA 分支压迫后组脑神经（彩图见彩插 5）

Miyazaki 认为神经内镜可以扩大手术视野，提高 MVD 的有效性及安全性。在内镜辅助下，不需要过多牵拉小脑和脑神经即能充分显露 REZ，并可协助辨别责任血管，从而减少术中对小脑及听神经的损伤。Ferroli 认为内镜较好地扩大了舌咽神经及迷走神经 REZ 的显露，并在 30° 内镜协助下处理了 4 例 GN 患者；但是 King 提出，内镜下过多的额外操作反而可能会延长手术时间并增加副损伤可能。在目前的技术条件下，多主张内镜辅助下的 MVD，而并不提倡行单纯内镜下 MVD。

舌咽、迷走神经根选择性 PR 的手术入路同 MVD，探查 CPA 后行舌咽神经根及迷走神经根上部 1 ～ 2 根丝切断。对于需经颅手术治疗的原发性 GN 患者是采用 MVD 还是 PR，多年来一直存在争议。Taha 为探讨治疗 GN 的最佳手段，曾对 14 例患者进行平均长达 10 年的长期随访，认为舌咽、迷走神经根 PR 是首选治疗方法，MVD 仅适用于下列情况：①术中探查有责任血管压迫迷走神经下部根丝，而切断这些根丝可能引起声带麻痹及吞咽困难；②患双侧 GPN 者。Ferrante 认为，不论术中探查有无可疑血管在 REZ 形成压迫均应行舌咽神经根切断术。反之，Kondo 提倡只采用 MVD，强调：①如果 REZ 周围有蛛网膜粘连则应一律将其锐性分离松解；②使责任动脉远离神经根部；③如发现同时有静脉压迫应将静脉电凝后切断。Masatou 等认为如果影像学检查有以下 3 个发现时，行 MVD 效果最佳：① PICA 高起点；② PICA 形成向上的袢状环路；③ PICA 通过橄榄上部。Patel 认为 MVD 是治疗典型 GN 的最有效手术方式，尤其是症状局限在咽喉部时。Ferroli 同样认为 MVD 是治疗耐药性 GN 的首选外科方法。Sampson 等单纯采用 MVD 治疗 47 例患者，术后即刻治愈率达 98%（46/47），平均随访 12.7 年，治愈率 96.6%（28/29），但术后发生持久性（大于 6 个月）脑神经并发症的概率达到 11%。因此认为 MVD 是有效的，但与 PR 相比较并不能使术后脑神经并发症的发生率显著降低。张黎等的临床研究表明针对术中探查的不同情况采取三种不同的手术方式均取得满意效果，并发症少且轻微，认为 PR、MVD 及二者合用均是治疗 GN 的有效方法，手术方式的选择应根据术中探查具体情况而定：①如有明确责任血管压迫 REZ 时应行 MVD；②如无责任血管压迫 REZ 时应行 PR；③如果责任血管压迫不明确或虽有明确血管压迫但由于各种原因无法做到满意充分减压时，则行 MVD+PR。

当术者根据术中探查结果决定行 PR 术式时，下一步的选择包括：①在切断舌咽神经根的同时是否需加行迷走神经根上部根丝切断；②如决定加行迷走神经根上部根丝切断术，那么切断多少根丝为宜。在临床以上两点目前均尚无定论。方树民等根据疼痛触发点和诱发动作不同，将原发性 GN 分为三型，即单纯型、耳型、迷走型（复杂型），认为前两型无须切断迷走神经根丝，而对于复杂型则必须切断迷走神经根上部 1～2 根丝，才能确保术后疼痛无复发。中日友好医院神经外科的显微解剖学研究发现舌咽神经根与迷走神经根上部第 1 根丝之间有交通支者占 9.3%，且均发生于二者之间无间隙或间隙很小时，二者之间间隙较大时均未发现存在有交通支；在 9.3% 的病例中发现迷走神经根丝较少（少于 4 根），且根丝均较粗大；认为从根治症状和防止疼痛复发的角度考虑，当发现舌咽神经根与迷走神经根上部第 1 根丝之间有交通支时必须加行迷走神经上部根丝切断；二者之间无间隙或间隙很小时，如迷走神经根丝较少且较粗大（图 7），为防止切断后出现后组脑神经并发症，不加行迷走神经根丝切断或只部分切断上部第 1 根丝，反之则加行根丝切断，因为在二者之间无间隙或间隙很小时往往意味着舌咽神经根与迷走神经根 REZ 紧密相邻，责任血管很容易同时压迫二者 REZ，当由于各种原因无法做到责任血管的满意充分减压而决定行 PR 术式时，当然应加行根丝切断以根治症状；二者之间间隙很大时不必加行根丝切断。有学者认为外耳道深面及下颌角下方的疼痛来源于迷走神经，行 PR 时需加行迷走神经上部根丝切断。但 Kondo 认为从疼痛位置并不能判断症状来自于舌咽神经还是迷走神经。张黎等也倾向于不能通过临床症状来决定是否需加行迷走神经根上部根丝切断。

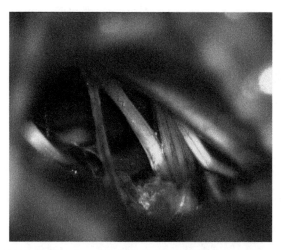

图 7　舌咽神经根较粗大，迷走神经根丝较少且较粗大（彩图见彩插 6）

关于切断多少迷走神经根丝为宜，Rhoton 认为若迷走神经上部根丝较下部根丝粗大时应少切断一些上部根丝，而下部根丝较粗大时，则应多切断一些上部根丝。Taha 则认为切断迷走神经根丝数目的多少应根据临床症状及手术经验而定。同样基于为防止出现后组脑神经并发症的考虑，张黎等认为如迷走神经根丝较少且较粗大时，最好只切断或只部分切断上部第 1 根根丝；迷走神经根丝较多且较纤细或上部第 1、第 2 根丝之间有交通支时，可行上部两根根丝切断，但一般不应超过 2 根；同时主张不能通过临床症状来决定切断迷走神经根丝的比例。

参考文献

1. 龙永平，申长虹. 面肌痉挛与有关血管关系的显微外科解剖. 中国临床解剖学杂志，2000，18（3）：205-207.

2. 于炎冰，张黎. 显微血管减压术与颅神经疾病. 中华神经外科疾病研究杂志，2011，10（2）：97-101.

3. 中华医学会神经外科学分会功能神经外科学组，中国医师协会神经外科医师，分会功能神经外科专家委员会，等. 三叉神经痛诊疗中国专家共识. 中华外科杂志，2015，53（9）：657-664.

4. Tatli M, Satici O, Kanpolat Y, et al.Various surgical modalities for trigeminal neuralgia：literature study of respective long-term outcomes.Acta Neurochir（Wien），2008，150（3）：243-255.

5. Zhang L, Zhang Y, Li C, et al.Surgical treatment of primary trigeminal neuralgia：comparison of the effectiveness between MVD and MVD+PSR in a series of 210 patients.Turk Neurosurg，2012，22（1）：32-38.

6. Gao J, Fu Y, Guo SK, et al.Efficacy and Prognostic Value of Partial Sensory Rhizotomy and Microvascular Decompression for Primary Trigeminal Neuralgia：A Comparative Study.Med Sci Monit，2017，23：2284-2291.

7. Sindou M, Leston J, Howeidy T, et al.Micro-vascular decompression for primary Trigeminal Neuralgia（typical or atypical）. Long-term effectiveness on pain; prospective study with survival analysis in a consecutive series of 362 patients.Acta Neurochir（Wien），2006，148（12）：1235-1245.

8. Zhang H, Lei D, You C, et al.The long-term outcome predictors of pure microvascular decompression for primary trigeminal neuralgia.World Neurosurg, 2013, 79 (5-6)：756-762.

9. Oesman C, Mooij JJ.Long-term follow-up of microvascular decompression for trigeminal neuralgia.Skull Base, 2011, 21 (5)：313-322.

10. Zhang H, Lei D, You C, et al.The long-term outcome predictors of pure microvascular decompression for primary trigeminal neuralgia.World Neurosurg, 2013, 79 (5-6)：756-762.

11. WEI Y, PU C, LI N, et al. Long-term therapeutic effect of microvascular decompression for trigeminal neuralgia：kaplan-meier analysis in a consecutive series of 425 patients. Turk Neurosurg, 2018, 28 (1)：88-93.

12. Huh R, Han IB, Moon JY, et al.Microvascular decompression for hemifacial spasm：analyses of operative complications in 1582 consecutive patients.Surg Neurol, 2008, 69 (2)：153-157.

13. Hyun SJ, Kong DS, Park K.Microvascular decompression for treating hemifacial spasm：lessons learned from a prospective study of 1, 174 operations. Neurosurg Rev, 2010, 33 (3)：325-334.

14. Kalkanis SN, Eskandar EN, Carter BS, et al.Microvascular decompression surgery in the United States, 1996 to 2000：mortality rates, morbidity rates, and the effects of hospital and surgeon volumes.Neurosurgery, 2003, 52 (6)：1251-1261.

15. Dubey A, Sung WS, Shaya M, et al.Complications of posterior cranial fossa surgery--an institutional experience of 500 patients.Surg Neurol, 2009, 72 (4)：369-

375.

16. 于炎冰. 显微血管减压术治疗颅神经疾患的现状与发展. 中华神经外科杂志, 2007, 23 (10)：721-723.

17. 张黎，于炎冰，郭京，等. 显微神经外科手术治疗高龄三叉神经痛病例的术式选择. 中国微侵袭神经外科杂志, 2004, 9 (9)：398-399.

18. Matsushima T，Yamaguchi T，Inoue TK，et al.Recurrent trigeminal neuralgia after microvascular decompression using an interposing technique. Teflon felt adhesion and the sling retraction technique.Acta Neurochir（Wien），2000，142（5）：557-561.

19. Hu WH，Zhang K，Zhang JG.Atypical trigeminal neuralgia：a consequence of central sensitization?Med Hypotheses，2010，75（1）：65-66.

20. Broggi G，Ferroli P，Franzini A，et al.Operative findings and outcomes of microvascular decompression for trigeminal neuralgia in 35 patients affected by multiple sclerosis.Neurosurgery，2004，55（4）：830-838.

21. Hitotsumatsu T，Matsushima T，Inoue T.Microvascular decompression for treatment of trigeminal neuralgia，hemifacial spasm，and glossopharyngeal neuralgia：three surgical approach variations：technical note.Neurosurgery，2003，53（6）：1436-1441.

22. Steven B，Alan N，Ajay A.Treatment options for glossopharyngeal neuralgia. Therapy，2005，2（5）：733-737.

23. Rey-Dios R，Cohen-Gadol AA.Current neurosurgical management of glossopharyngeal neuralgia and technical nuances for microvascular decompression surgery.Neurosurg Focus，2013，34（3）：E8.

中国医学临床百家

24. Sampson JH，Grossi PM，Asaoka K，et al.Microvascular decompression for glossopharyngeal neuralgia：long-term effectiveness and complication avoidance. Neurosurgery，2004，54（4）：884-889.

25. Kandan SR，Khan S，Jeyaretna DS，et al.Neuralgia of the glossopharyngeal and vagal nerves：long-term outcome following surgical treatment and literature review. Br J Neurosurg，2010，24（4）：441-446.

26. Ferroli P，Fioravanti A，Schiariti M，et al.Microvascular decompression for glossopharyngeal neuralgia：a long-term retrospectic review of the Milan-Bologna experience in 31 consecutive cases.Acta Neurochir（Wien），2009，151（10）：1245-1250.

27. King WA，Wackym PA，Sen C，et al.Adjunctive use of endoscopy during posterior fossa surgery to treat cranial neuropathies.Neurosurgery，2001，49（1）：108-115.

28. 张黎，于炎冰，徐晓利，等 . 选择性舌咽、迷走神经根丝切断术治疗舌咽神经痛 . 中华神经外科疾病研究杂志，2006，5（2）：159-162.

29. Patel A，Kassam A，Horowitz M，et al.Microvascular decompression in the management of glossopharyngeal neuralgia：analysis of 217 cases.Neurosurgery，2002，50（4）：705-710.

30. 张黎，于炎冰，马延山，等 . 显微神经外科手术治疗舌咽神经痛的术式选择和随诊观察 . 中华神经外科杂志，2006，22（12）：745—747.

31. 张黎，于炎冰，徐晓利，等 . 原发性舌咽神经痛显微外科手术治疗的并发症.中国临床神经外科杂志，2006，11（4）：204-206.

32. Chakraborty A，Bavetta S，Leach J，et al.Trigeminal neuralgia presenting as Chiari I malformation.Minim Invasive Neurosurg，2003，46（1）：47-49.

33. Papanastassiou AM，Schwartz RB，Friedlander RM.Chiari I malformation as a cause of trigeminal neuralgia：case report.Neurosurgery，2008，63（3）：E614-E615.

34. González-Bonet LG，Piquer J.Trigeminal neuralgia：a symptom of Chiari I malformation.Neurosurgery，2012，71（4）：E911-E912.

35. Teo C，Nakaji P，Serisier D，et al.Resolution of trigeminal neuralgia following third ventriculostomy for hydrocephalus associated with Chiari I malformation：case report.Minim Invasive Neurosurg，2005，48（5）：302-305.

36. Terrier LM，Amelot A，François P，et al.Therapeutic Failure in Trigeminal Neuralgia：from a Clarification of Trigeminal Nerve Somatotopy to a Targeted Partial Sensory Rhizotomy.World Neurosurg，2018，117：e138-e145.

37. Jafree DJ，Williams AC，Zakrzewska JM.Impact of pain and postoperative complications on patient-reported outcome measures 5 years after microvascular decompression or partial sensory rhizotomy for trigeminal neuralgia.Acta Neurochir（Wien），2018，160（1）：125-134.

38. Koopman JS，de Vries LM，Dieleman JP，et al.A nationwide study of three invasive treatments for trigeminal neuralgia.Pain，2011，152（3）：507-513.

39. Ma Z，Li M．"Nerve combing" for trigeminal neuralgia without vascular compression：report of 10 cases.Clin J Pain，2009，25（1）：44-47.

40. Toda K.Operative treatment of trigeminal neuralgia：review of current techniques. Oral Surg Oral Med Oral Pathol Oral Radiol Endod，2008，106（6）：788-805.

41. 于炎冰，张黎，徐晓利，等 . 显微血管减压术后复发三叉神经痛的手术治疗 . 中华神经外科杂志，2006，22（9）：538-540.

42. Amador N，Pollock BE.Repeat posterior fossa exploration for patients with persistent or recurrent idiopathic trigeminal neuralgia.J Neurosurg，2008，108（5）：916-920.

43. Pollock BE，Stien KJ.Posterior fossa exploration for trigeminal neuralgia patients older than 70 years of age.Neurosurgery，2011，69（6）：1255-1259.

44. Bigder MG，Krishnan S，Cook EF，et al.Microsurgical rhizotomy for trigeminal neuralgia in MS patients：technique，patient satisfaction，and clinical outcomes.J Neurosurg，2018，13：1-12.

45. Krishnan S，Bigder M，Kaufmann AM.Long-term follow-up of multimodality treatment for multiple sclerosis-related trigeminal neuralgia.Acta Neurochir（Wien），2018，160（1）：135-144.

46. Patel SK，Liu JK.Overview and History of Trigeminal Neuralgia.Neurosurg Clin N Am，2016，27（3）：265-276.

47. Zakrzewska JM，Lopez BC，Kim SE，et al.Patient reports of satisfaction after microvascular decompression and partial sensory rhizotomy for trigeminal neuralgia. Neurosurgery，2005，56（6）：1304-1311.

48. Abhinav K，Love S，Kalantzis G，Coakham HB，et al.Clinicopathological

review of patients with and without multiple sclerosis treated by partial sensory rhizotomy for medically refractory trigeminal neuralgia：a 12-year retrospective study.Clin Neurol Neurosurg，2012，114（4）：361-365.

（于炎冰　张　黎　整理）

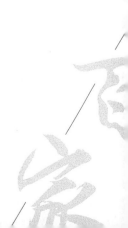

显微血管减压术术前评估的重要性

20. 现阶段显微血管减压术术前影像学评估的目的和意义

在 MVD 治疗之前，准确的影像学评估对于继发病变的排除、手术患者的筛选、术中责任血管的识别，以及对手术难度的预估都有重要意义，但绝不是具有决定意义。术前后颅凹薄层 CT 扫描的意义在于鉴别肿瘤、明显的血管疾病及发现可能存在的粗大的责任动脉和颅底骨质畸形，但无法显示脑神经及其周围的细小血管。高场强常规序列 MRI 扫描能显示后颅窝脑实质、脑神经和血管，在发现 CPA 肿瘤或血管性疾病方面优于 CT，但也较难清晰显示细小的血管。近年来，FISP、FLASH、FFE、SPGR、MP-RAGE、3D-TOF、T_2W FSE、bFFE、CISS、FIESTA、3D-FIESTA+C、MPR、MRTA 等 MRI 成像技术，以及 3D 后处理软件的应用大大提高了 CPA 血管神经结构的观察识别水平（图8～图10）。脑神经血管压迫综合征的影像学诊断标准：对神经血管3个不同方位层面（轴位、斜矢状位及冠状位）进行观察，如在2个以上层面见到有神经血管压迫或接触征象，则诊断为脑神经血管压迫综合征；如仅能在某一层面上显示神经血管接触，则诊断为可疑脑神经血管压迫综合征。需注意，针对脑神经血管压迫综合征的任何影像学检查结果都有一定的假阳性率和假阴性率，不足以作为确诊或排除的依据，也不能作为MVD手术的适应证或禁忌证。针对HFS的患者而言，在排除继发病因之后，血管压迫是其唯一病因，在REZ注定存在血管性压迫，绝不可因为术前影像学检查阴性而放弃MVD。对于TN患者而言，术前发现明确血管压迫是提示MVD可能有效的强烈信号，但影像学检查阴性结果也不能作为手术禁忌证。

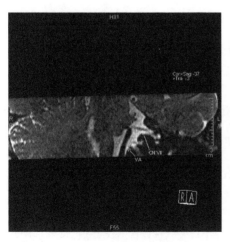 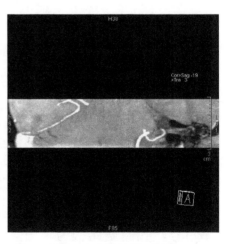

图8　左侧 HFS 术前核磁重建显示 VA 压　　　图9　左侧 HFS 术前核磁重建显示 PICA
　　　迫面神经根　　　　　　　　　　　　　　　　分支压迫面神经根

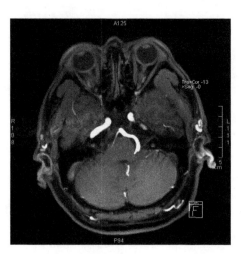

图 10　左侧 HFS 术前核磁轴扫显示 VA 压迫面神经根

我们为探讨 3D FLASH-WE MRI 成像技术对 HFS MVD 术前诊断的价值，曾对 49 例 HFS 患者术前均行 3.0T 磁共振 3D FLASH-WE 序列扫描，以期判断面神经根部异常血管压迫情况，并结合术中所见进行回顾分析。结果表明，49 例患者中 42 例显示患侧面神经根部有明确血管接触或压迫征象，4 例疑有小血管袢接触，3 例无血管接触征象。术中所见，48 例术中发现明确责任压迫或接触面神经根部、责任血管与术前 MRI 所见相一致 42 例；4 例 MRI 发现单支责任血管，而术中发现责任血管为复合小动脉；MRI 未见责任血管但术中发现明确血管 2 例；1 例术中未发现责任血管，仅以垫片保护面神经根部，术后患者症状无明显减轻。该技术术前判断责任血管的符合率为 87.5%（42/48）。我们据此认为，虽然 3D FLASH-WE MRI 技术对 HFS 患者 MVD 术前责任血管判断有较高的价值，但远非 100%。

术中责任血管的准确识别更多依靠的是术者的技巧和经验，而不是术前的影像学检查，而血管的充分减压更是与之无关。如果术前发现了责任血管粗大、后颅窝容积狭小、脑池狭窄等因素而预估手术难度较大，对于 MVD 经验并不丰富的术者而言，的确应该慎重考虑，必要时可以将患者转诊至有经验的医师处进行手术；但对于有丰富 MVD 手术经验的术者而言，这种术前手术难度的预估其实并没有太大意义。因此，在现阶段应该正确认识 MVD 术前影像学评估的目的和意义，绝不可盲目夸大其作用，毕竟术者的技巧和经验是决定手术成败的最重要因素。

21. 做好手术耐受性评估

MVD 作为功能神经外科领域治疗效果最佳的手术，其有效性毋庸置疑。但有脑神经疾病的患者在手术之外也可以选择药物控制等内科保守治疗方法，其疾病本身只会影响患者的生活质量，而不会危及生命。术前对患者进行充分的手术耐受性评估，尽量避免手术本身带来死亡等严重并发症的发生，最大限度地改善患者的生活质量，是术者首先要考虑的问题。

功能神经外科手术的一个基本原则就是在解除患者病痛的同时不引发为患者所不能接受的严重并发症。困扰刚开始尝试行 MVD 的神经外科医师的一个主要问题就是，术后严重并发症的发生。即使对于有丰富 MVD 手术经验的医师来说，术中岩静脉出血、脑干穿动脉离断及术后小脑、脑干出血梗死等严重并发症也可导致灾难性后果，术后面瘫、听力障碍等脑神经相关并发症也并不鲜见。MVD 术后因 CPA、小脑半球血肿等而必须行后颅窝减压的概率为 0.3% ～ 2.5%，其中约 1/3 患者最终死亡；加上术后远隔部位出血、脑梗死、脑积水、颅内感染、围手术期心梗、肺栓塞等意外情况，MVD 的总病死率 0.1% ～ 1%。因此，对 MVD 围手术期风险进行评估、采取相应措施提高 MVD 手术的安全性、降低术后并发症发生率是一个极其重要的课题。

脑神经疾病患者多为中老年人，各脏器的代偿能力降低，对于手术及全身麻醉的耐受性差，如术后抗感染能力、骨髓再生能力等远较青壮年人低下，故原则上来说，年龄过大或者存在严重系统性疾病（高血压、糖尿病、冠心病、肝肾疾患、甲亢、甲状腺功能减退等）且控制不佳的患者，不建议行手术治疗。目前，对于大于 75 岁的 HFS 患者或者存在严重系统性疾病且控制不佳的 TN、GN 患者，我们不提倡进行 MVD 治疗。

高血压是开颅术后发生颅内出血的重要高危因素之一。对于术前合并高血压患者，建议其严格控制血压后再行手术。若就诊时患者自诉无高血压，入院后查出高血压，且基础血压较高，建议暂缓行 MVD，待血压经过一段时间规律服药控制后方考虑入院行 MVD 治疗。利血平可能会导致术中难以控制的低血压，因此，长期口服利血平降压的患者必须停用 7 天以上方可考虑手术。

脑神经疾病合并高血糖又未严格控制的患者，术后由于手术的应激可能致血糖异常增高并伴胰岛素抵抗，患者出现感染、高渗性非酮症昏迷、心脑血管意外、急性代谢紊乱综合征、水电内环境失衡等严重并发症的概率也大大增加。故术前血糖经过内科正规控制后行 MVD 手术较为安全。

术前有甲亢或甲状腺功能减退的患者入院后必须复查甲状腺功能，应警惕术后相关代谢危象的可能。

MVD 术后患者机体将处于高代谢状态，主要表现为能量消耗及需求量增大。故术前充分的营养状况评估，可以了解患者的能量储备、对手术的耐受能力和术后的恢复能力。主要监测指标有体重、肱三头肌皮褶厚度、上臂肌围等。因严重疼痛影响进食的 TN、GN 患者，术前需监测氮平衡及血清生化指标，根据监测结果给予相应的处理，必要时行营养支持治疗。

术前长期口服阿司匹林、华法林等抗凝药者必须停药 7 天以上方可行 MVD。不建议女性在月经期间行 MVD。

术前针对患者的心理状况评估也极为重要。因多年 HFS、TN 或 GN 而导致患者严重抑郁症和（或）焦虑症并非少见，对此类患者应积极进行术前心理疏导治疗，心理状态稳定后再考虑手术。术前应用抗焦虑、抗抑郁类精神科药品者，围手术期不可突然停药。

22. 认真、细致、全面的术前医患沟通

神经外科涉及脏器范围虽相对狭窄，但病种复杂，病情进展

迅猛，治疗风险高，且治疗费用相对较高，一旦出现不良医疗事件，特别容易引发纠纷。而从医患矛盾与冲突的现状来看，大多数医患纠纷并不是由于医疗技术差和医疗质量低而引起的，更多是由于医患双方角色认知的偏差、对医疗过程的不合理期望、对医患纠纷的归因偏差及医患双方的沟通不足而引起。

在过去很长一段时间里，由于对神经外科手术的敬畏，患方相对理解手术风险，神经外科领域纠纷相对较少。近20年来由于神经科学的进步，新技术的开展，特别是显微外科、内镜与介入等技术的不断开展，明显降低了神经外科患者的病死率和致残率。因此，患者对神经外科治疗开始乐观，对治疗结果期望值趋高。现实情况是神经外科疾病具有风险高、变化快、不可预见性强、并发症复杂等特点，使得就医预期值与疾病实际转归间的差距客观存在，并成为引发医患纠纷的重要因素。神经外科疾病专业性强，对于高深莫测的疾病知识，一种情形是患者及其家属认知"空白"，很多时候患者被动地遵从医师的判断与决策；另一种情形是患者及家属"一知半解"，在高度发达的互联网时代，患者有高度的参与意识，往往借助网络平台找寻相关知识，但是又缺少准确的核心信息。

MVD 在治疗脑神经疾病方面已是非常成熟的手术，虽然这种手术时间短、创面小、疗效显著，但手术仍然可能带来术后颅内出血、患侧听力丧失、后组脑神经损伤、疗效不佳或复发等情况。近年来，MVD 在国内得到飞速发展，患方通过各种途径对于手术也有了一定认识，但对于 HFS、TN 等脑神经疾病的发病原因、手术过程、术后可能的并发症等并没有客观、科学的认识，通常术前患者及其家属对以上并发症的发生认识不足，认为"MVD 是小手术不会出大事"，这是非常错误的，对此术前要进行充分的的医患沟通，并用充裕的沟通时间、科学的态度、良好的耐心来保证医患沟通的顺利进行。

神经外科疾病的发展和转归有不可确定性和不可预见性，对此，在充分的入院沟通、围手术期沟通外，医患交流还需要贯穿于术后、出院等众多环节。总之，医患互惠双赢是医患沟通的目的，也是结果，既符合当下的需要，又符合医学的真谛。

参考文献

1. Kin T，Oyama H，Kamada K，et al.Prediction of surgical view of neurovascular decompression using interactive computer graphics. Neurosurgery，2009，65（1）：121-128.

2. RobertoP，Leal L，Hermier M，et al.Visualization of vascular compression of the trigeminal nerve with high-resolution 3T MRI：A prospective study comparing preoperative imaging analysis to surgical findings in 40 consecutive patients who underwent microvascular decompression for trigeminal neuralgia. Neurosurgery，2011，69（1）：15-26.

3. GarciaM，Naraghi R，Zumbrunn T，et al.High-resolution 3D-constructive interference in steady-state MR imaging and 3D time-of-flight MR angiography in

中国医学临床百家

neurovascular compression：a comparison between 3T and 1.5T.American Journal of Neuroradiology，2012，33（7）：1251-1256.

4. TakaoT，Oishi M，Fukuda M，et al.Three-dimensional visualization of neurovascular compression. Neurosurgery，2008，63（1）：139-146.

5. Naraghi R，Tanrikulu L，Troescher-Weber R，et al. Classification of neurovascular compression in typical hemifacial spasm：three-dimensional visualization of the facial and the vestibulocochlear nerves. Journal of Neurosurgery，2007，107（6）：1154-1163.

6. 吕海莲，罗树彬，许道洲，等 .MR 3D FLASH-WE 技术对特发性面肌痉挛显微血管减压的术前诊断价值 . 中国微侵袭神经外科杂志，2012，17（5）：201-203.

（于炎冰　张　黎　整理）

显微血管减压术常规技术

23. 从正确的体位摆放做起

体位的摆放对于 MVD 手术的顺利实施至关重要。患者取健侧向下侧卧位，头部可稍下垂 15°，但不可过度下垂以免颅内静脉压过高。头部向患侧稍旋转有助于剪开硬脑膜后 CSF 的顺利释放，然后可向健侧稍旋转使患侧乳突与手术台面大致平行并位于最高位置，将有利于显微操作时显微镜光轴抵达 REZ。患者颈部可稍前屈，使下颌距胸骨约 3 横指，同时使用拉肩带将患侧肩部向尾端牵拉，这样可给术者预留出一个相对宽阔的局部操作空间，而过度下垂的肩部将会妨碍术者的操作，不过同时也应该注意不可过度牵拉肩部或过度扭曲颈部，以免影响颈部静脉回流甚或伤及臂丛神经。

侧卧位还应注意：①患侧上肢置于托手板上，注意肘部妥善摆放并加以保护，以免压伤尺神经；②健侧腋下垫枕；③髂前上棘和髂后上棘处置软垫保护后，再以侧卧位支架固定，前方固定支架不可顶在患者腹部，以免增加腹内压；④双膝之间置软垫保护；⑤体位摆好后注意覆盖患者躯体以保温。

24. 切口的设计

术前一天患侧耳后枕部剃发，上界到耳廓上缘水平，后方到枕部中线，下方至发际，其余头发清洗干净。长发女性患者将头发扎整齐并完整包裹在帽内。有要求的男性患者可全头备皮。不论全头备皮还是局部剃发患者，术前均应使用记号笔标记手术侧别。

采用耳后发际内0.5cm与发际平行的斜竖切口，长5～8cm，切口大小取决于患者颈部的长短粗细、局部肌肉厚度、可能存在的颅底骨质凹陷等畸形、术前预估手术难度等。也可采用耳后发际内枕骨向颅底转折处（二腹肌沟顶点）长4～7cm稍斜向颅底的横切口。前者的优点是术后切口上方头皮麻木相对少见且较轻微，沿着后枕部肌肉走行方向切开较少伤及枕动脉分支和枕部神经，也有利于关颅时严密缝合肌层以消灭局部无效腔；缺点是当肌层过厚时后方切口会妨碍手术操作，显微镜光轴往往被迫朝向小脑组织而非颅壁；后者的优点是后方切口一般不会阻挡术者视野，开始释放CSF时显微镜光轴可以更容易平行于小脑表面进入CPA，对小脑半球的牵拉更轻微，也更加便于术中显微镜下操作；缺点是更有可能伤及枕部皮神经而导致术后局部麻木，横断肌肉后有时严密缝合困难。建议对于枕部肌肉肥厚、颈项短粗的患者使用横切口。绝不可单纯追求所谓"微创"而盲目缩小切口。当枕部肌肉肥厚和（或）枕骨骨质较厚时适当延长切口将有利于 CPA 的探查显露。

25. 骨窗的位置和大小

颅骨钻孔后开骨窗直径 1.5 ~ 3.0cm。根据所治疗脑神经疾病的不同，上缘可显露至横窦下，前缘必须至乙状窦后，下缘可至颅底。骨窗前缘越接近乙状窦，显微镜下操作过程中对小脑组织的牵拉越小，可能发生的副损伤越轻微。必要时可打开乳突气房以利于显露，但需用骨蜡反复严密封闭。偶可见到局部骨质特殊硬厚者，需用磨钻耐心磨开。开颅过程中有时可遇低位横窦或乙状窦后置等静脉窦变异，一旦损伤后出血常很汹涌，可予以常规压迫或缝扎止血。骨窗缘涂抹骨蜡，颅骨与硬膜之间的渗血可用明胶海绵压迫止血。不建议在此处使用铣刀游离骨瓣，往往会因为顾虑损伤静脉窦而导致骨窗前部或上部显露不充分。恰当的骨窗形成对于 CPA 探查和减压操作至关重要。建议 MVD 经验不丰富的术者可以适当扩大骨窗，绝不可盲目追求"微创"。

26. 探查方向与范围的选择

锁孔手术的精髓在于，虽然骨孔直径仅 2cm 左右，但通过恰当的骨窗位置、旋转患者头部或调整手术显微镜光轴即可良好显露上至天幕、下至颅底的整个CPA，而且不必过分牵拉小脑组织。可人为将CPA分为4个间隙：第一间隙位于天幕与三叉神经根之间；第二间隙位于三叉神经根与面听神经复合体之间；第三间隙位于面听神经复合体与舌咽神经根之间；第四间隙位于后组脑神经复合体与颅底之间。此间隙划分具有实际意义：根据所治疗的不同脑神经疾病探查不同的间隙，如TN MVD主要探查第一、二间隙，前庭蜗神经血管压迫MVD主要探查第二、三间隙，HFS MVD主要探查第三间隙，GN MVD主要探查第三、四间隙。

HFS MVD手术时应该首先开放后组脑神经局部的蛛网膜，自副神经向头端方向锐性解剖至面听神经复合体，而不是开始就直奔面听神经，面听神经向头端方向的蛛网膜完全不必打开，即不必探查第二间隙。

在以往TN常规手术入路探查CPA时，多采用乙状窦后紧邻天幕下方向，即先沿天幕与岩骨硬膜夹角（即岩上窦方向）向术野深处探查，也就是所谓的第一间隙。沿这个方向深入势必会遇岩上静脉阻挡手术入路而不得不对其进行处理。我们早期手术也均采用此入路，个别情况下岩上静脉属支较细长、游离度较大，充分解剖其蛛网膜袖后可良好显露显露三叉神经根与天幕之间的区域，而不必切断；大多数情况下需切断至少一支岩上静脉属支方可进一步深入。针对这一问题我们在2005年后逐步更改手术探查方向为乙状窦后紧邻听神经根上方方向，也就是所谓的第一间隙，即切开硬膜后远离天幕，改由紧邻听神经根上方向深处探查，此时遇岩上静脉阻挡手术入路的情况明显减少，必要时还可以开放小脑水平裂蛛网膜进而深入，多数情况下不处理岩上静脉即可良好显露三叉神经根部，从而使切断岩上静脉导致严重并发症的可能性大为减少。

所谓的"不使用脑压板"的"无牵拉"MVD其实更像是一个标新立异的噱头，合适的骨窗显露、CSF的顺利释放的确可能使得"不使用脑压板"成为可能，但即使是这样，初始探查时吸引器和显微剪刀其实也起到了脑压板的作用，真正的无牵拉手术是不存在的；更何况在很多情况下，如后颅窝拥挤狭小、小脑组织饱满、小脑绒球肥大、CSF释放困难、局部蛛网膜显著增厚粘连、开始探查时颅内出血等，开始就不使用脑压板不可能完成手术。因此，对微创更合理的诠释应该是在允许的情况下尽可能减轻对脑组织和脑神经的牵拉，而不是盲目追求所谓的"无牵拉"。我们一般先使用头端宽4mm的脑压板轻牵小脑半球，缓慢排放CSF，剪开覆盖在小脑表面的蛛网膜。很多情况下蛛网膜增厚，需锐性解剖开后可放出CSF。少数情况下，蛛网膜显著增厚，外观呈毛玻璃样，开始探查时CSF无法释放，此时不可暴力牵拉小脑半球以求获得显露，而应向下方颅底枕大池副神经根尾端侧方向探查，将小脑半球向内上方抬起，剪开小脑延髓池外侧的蛛网膜，进而开放枕大池，CSF多可顺利排出，待脑压下降后再继续探查后组脑神经、面听神经复合体或三叉神经根。充分释放

CSF 后，此后的操作可不用脑压板，仅用吸引器或显微剪刀代替脑压板即可。使用脑压板应逐步牵开、深入，牵开范围一般不超过 1cm，且牵拉应为间断性，以免相应脑神经长时间张力过高而受损。

27. 责任血管的识别

要判断责任血管必须首先明确颅神经 REZ 在脑神经疾病 MVD 中的重要意义，即血管减压只需针对脑神经 REZ 构成压迫的血管。不同类型的脑神经 REZ 范围是不同的，因此，MVD 减压范围亦应不同。减压范围不足可致疗效不佳，而盲目扩大减压范围则可能增加术后并发症风险，手术有效率也不能相应提高。一般来说，感觉性脑神经的神经根 REZ 范围远远大于运动性脑神经，如三叉神经、舌咽神经、前庭蜗神经的神经根 REZ 可涉及脑池段全长，而面神经根 REZ 则仅限于神经出脑干区附近，因此，三叉神经、舌咽神经、前庭蜗神经 MVD 应做到神经根脑池段神经全程减压，而面神经的减压范围限于神经根出脑干区即可。

典型 HFS 发病时先在一侧面上部抽搐，多数局限在下睑，然后逐渐向下发展累及同侧面颊和口角肌肉，最后甚至可扩散至颈阔肌或额肌。值得注意的是，在临床实践中偶可见到不典型 HFS 患者，其特征为发病先由口周肌肉开始，然后逐渐向上累及面颊及眼睑肌肉。我们回顾性分析了 2005 年 7 月—2010 年 7 月采用 MVD 治疗的 36 例不典型 HFS，术中发现面神经受血管压迫的位置不在经典的 REZ，而是位于面神经 REZ 的远侧端后嘴侧，术后 32 例患者 HFS 立即消失，4 例患者术后痉挛减轻但未消失，随访 5 个月时完全消失。

责任血管多呈袢状从 REZ 通过并对其造成压迫。当 REZ 有多根血管存在时，责任血管常位于血管丛的深面。静脉单独或参与压迫在 TN 经常可见到，但在其他脑神经疾病患者中则甚为少见。

MVD 中主要责任血管和次要责任血管的概念：①主要责任血管指在压迫脑神经 REZ 中起主要作用的血管，此类血管直接压迫 REZ，有时甚至会在神经根上形成明显的压迹或使其色泽发生改变，对其彻底减压是 MVD 成功的关键；②次要责任血管指在压迫脑神经 REZ 中起间接、次要作用的血管，此类血管往往并不直接与 REZ 接触，但可通过挤压主要责任血管间接压迫 REZ，或限制了主要责任血管的移动范围而导致脑神经血管压迫综合征。在 HFS MVD 术中最常见的例子是粗大、迂曲、硬化的 VA 或 PICA 主干作为次要责任血管，将其抬起后发现在其下方的主要责任血管 [常常为 AICA 分支和（或）PICA 分支] 压迫面神经 REZ（图 11）。事实上，VA 作为唯一责任血管构成压迫者罕见，其下方或深面往往隐藏着真正的主要责任血管。在 TN MVD 最为常见的是粗大、迂曲、硬化的 BA 作为次要责任血管间接推挤 AICA 分支压迫三叉神经感觉根。

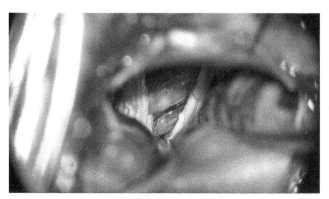

图 11　HFS MVD：VA 为次要责任血管，其下方的 PICA 主干为主要责任血管（彩图见彩插 7）

　　下列因素可能影响责任血管的识别甚至使术者误认为无血管压迫：①健侧向下侧卧位时责任血管因为重力作用离开 REZ；②由于种种原因未能良好显露 REZ 而遗漏血管；③对小脑半球的牵拉、CSF 过多过快地排放或蛛网膜的广泛切开使责任血管行程发生移位改变。

　　在 HFS MVD 中，关于责任血管与面神经 REZ 的位置关系，国内外学者有多种描述。刘学宽等将其分为无接触、接触、压迫、粘连环绕及贯穿等类型。Hyun 等将其分为环形压迫（loop type）、蛛网膜粘连压迫（arachnoid type）、贯穿压迫（perforator type）、分支压迫（branch type）、三明治型压迫（sandwich type）、串联压迫（tandem type）等类型。

　　关于责任血管对 REZ 的压迫程度，Hyun 等将其分为三级：Ⅰ级为无或轻度压迫；Ⅱ级为中度压迫；Ⅲ级为严重压迫或 REZ 出现色泽改变。我们研究了 HFS MVD 术中责任血管对面神经及其 REZ 区域压迫程度对术后疗效及并发症的影响，于 2018 年 1

月—2019 年 1 月共收录 50 例患者，进行枕下乙状窦后入路开颅 MVD，术后进行 6 ～ 18 个月的随访。结果：术中观察责任血管明确对面神经 REZ 有血管压迹的 32 例患者术后 HFS 均完全缓解，无听力下降或面瘫病例；明确无血管压迹的有 12 例，其中有 6 例完全缓解，4 例部分缓解，2 例随访期间无效，1 例听力下降，无面瘫患者；不确定是否有血管压迹的 6 例，其中完全缓解 3 例，部分缓解 2 例，随访期间无效 1 例，听力下降 1 例，轻度面瘫 1 例。从该组患者中我们认为责任血管对面神经 REZ 的压迫程度是 HFS MVD 术后疗效的重要判断依据，也是术后主要并发症的预判因素。

28. 满意血管减压

将责任血管充分游离后，向天幕、颅底方向或内侧推移离开脑神经 REZ，垫开物置于责任血管与脑干之间。强调使责任血管远离 REZ 并非简单的血管与 REZ 之间"绝缘"，而是选择合适大小和形状的垫开物置于责任血管与脑干之间（而非血管与脑神经之间），使血管远离 REZ 并防止其复位。

MVD 减压植入物应该具备以下特点：具有稳定的生物学特性和良好的组织相容性，植入颅内不会导致严重排异反应，很少导致无菌性脑膜炎，很少诱发组织粘连和肉芽肿形成，不会随时间的推移而吸收变形。曾经用于 MVD 的减压植入物包括：自体肌肉块、明胶海绵、硅胶海绵、Ivalon 海绵、Teflon 棉、涤纶片等。其中自体肌肉块、明胶海绵易被吸引而致术后复发，因此早已不用；硅胶海绵和 Ivalon 海绵塑形困难，也少有应用。Teflon 的化学成分为聚四氟乙烯，被用于制作植入垫开物已有一段时间的历史，因其安全性和有效性良好而应用广泛。但也有反对意见，如 Chen 等报道的一组 89 例 TN 患者，MVD 术中应用 Teflon 棉，术后有 5 例（5.6%）确诊发生了与 Teflon 有关的颅内肉芽肿，建议寻找新的植入垫开物材料。自 20 世纪 80 年代中叶开始国内开展 MVD 手术，初期也曾应用明胶海绵等植入垫开物，但很快便发现其缺陷从而放弃应用，后改用 Teflon 材料，经过多年的实践应用，效果满意。近年来国内人体植入物的管理日趋严格规范，因 Teflon 在我国没有注册和准入，故无法再应用到 MVD 手术中。与 Teflon 材质相仿的国内允许用于人体手术并永久性植入的医用垫片只有涤纶修补材料，其化学成分是聚对苯二甲酸乙二醇酯（聚酯纤维），是一种合成的高分子材料，在理化性质方面与 Teflon 相似，临床上早已广泛应用于房间隔缺损、室间隔缺损及疝气修补术，植入体内后不被降解和吸收，不会与人体发生免疫反应，应用于心脏外科、普通外科多年，以往的临床文献报道未发现排异反应的出现。目前国内开展 MVD 的神经外科中心采用的减压植入物均为涤纶修补材料，年均手术量超过 1 万例，经过多年临床实践，其用于 MVD 的安全性和有效性已得到充分验证，长期随访疗效满意。

MVD 术中应用涤纶修补材料作为减压植入物时需注意：①

先将涤纶修补材料撕成蓬松絮状，置于生理盐水中浸泡待用，使用时根据术中责任血管与脑神经 REZ 及脑干间的解剖关系和间距情况塑形，制作成合适大小和形状的减压垫棉；②垫棉不能过大以免植入后对 REZ 造成压迫或传导责任血管的搏动性冲击而致手术减压失败，同样垫棉不能过小以免滑脱或起不到彻底减压的作用；③避免垫棉直接与脑神经及其 REZ 接触。

如有必要可用第 2、第 3 块垫棉进一步推开血管以求减压充分，垫棉不宜过大以免形成新的压迫，置入垫棉后应确保其固定，防止滑脱。责任血管垫开后注意动脉不能扭曲成角，否则可能影响脑干血供。责任动脉出现痉挛变细时用罂粟碱棉片湿敷片刻即可好转。当有岩上静脉属支单独或参与压迫时，可将其充分解剖游离后以垫棉推离神经根部，难以解剖游离时岩下静脉属支可电凝后切断，不主张单纯电凝因其有再通的可能。岩上静脉属支尽量不切断。

29. 困难减压

MVD 困难减压的概念：由于各种原因导致 MVD 术中无法接近 REZ、确认责任血管困难、责任血管无法被满意推离 REZ、勉强推移责任血管有可能引发难以恢复的严重并发症或术中遇到难以控制的 CPA 出血等，从而使减压非常困难，甚至被迫放弃进一步操作。导致困难减压的主要因素有：①责任动脉迂曲延长，多处压迫 REZ，垫棉无法满意放置或需放置大量垫棉，后者容易压迫 REZ 和（或）脑干而引起并发症，日后也容易因粘连而导致症状复发；②责任动脉为粗大、扩张、迂曲、硬化的 VA 或 BA，占据 CPA 手术操作空间（图 12），且张力高而难以推移，勉强推离后其搏动性冲击压力仍可能通过垫棉传导至 REZ 从而导致疗效不佳或复发，勉强推移粗大动脉可能使术后并发症增多；③责任动脉虽可被满意推离 REZ，但置入垫棉后不可避免地发生动脉扭曲成角（图 13），影响血流通过，有可能导致严重神经缺血性病变；④责任动脉发出较多穿动脉至脑干，此处的穿动脉在解剖和生理上均为终末支，少有侧支循环存在，必须小心保留，一旦损伤可能导致严重后果，穿动脉多、行程短或走行复杂常使推移责任动脉和置入垫棉的操作变得困难和危险；⑤由于颅壁骨棘（图 14）、颅底凹陷和（或）扁平颅底导致的后颅窝容积先天性狭小在脑神经疾病患者中经常可以见到，甚至有人将其列为病因之一，严重的颅底凹陷可致难以接近或无法满意显露 REZ，责任动脉和 REZ、脑干之间空间狭小将使垫棉置入困难而影响减压效果；⑥ CPA 蛛网膜严重增厚粘连，解剖困难（图 15）；⑦术中意外遇到 CPA 出血，因局部空间狭小、视野不清、出血位置判断不明、小脑膨起等原因止血困难；⑧脑神经根解剖变异，最多见的变异是面听神经分离（图 16，图 17）。

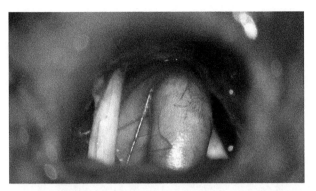

图 12　粗大、迂曲之椎-基底动脉占据 CPA 操作空间（彩图见彩插 8）

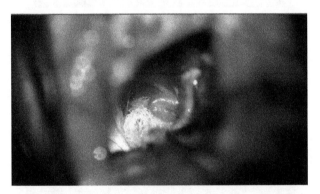

图 13　HFS MVD：减压后发现责任动脉打折扭曲成角（彩图见彩插 9）

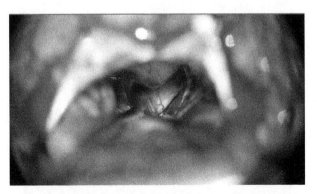

图 14　颅壁凸出之骨棘妨碍手术操作（彩图见彩插 10）

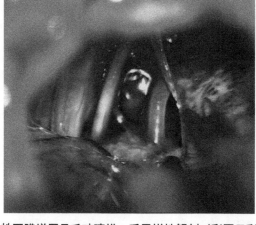

图 15 蛛网膜增厚呈毛玻璃样，采用锐性解剖（彩图见彩插 11）

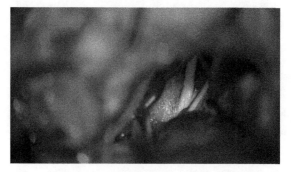

图 16 HFS MVD：面听神经分离（彩图见彩插 12）

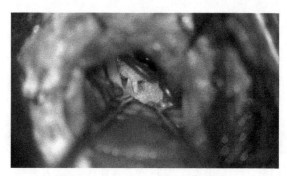

图 17 HFS MVD：面听神经分离，面神经仍从内耳门出颅（彩图见彩插 13）

以上情况下的困难减压常常会直接或间接导致手术无效、症状复发和并发症的增多，可针对术中不同情况综合采用责任动脉悬吊法、生物力学分压法、架桥法、分层垫入法、多点置入垫棉法等方法以求满意、安全减压。

30. 术中出血的处理

手术操作过程中的血管损伤，如为静脉或细小动脉，可采用电凝或压迫止血。止血后切记要对术野反复冲洗、确认组织结构清晰后再继续下一步操作。当遭遇后颅窝狭小、术野显露不佳、血管周围粘连严重等困难减压情况，锐性剥离或推移血管时可造成动脉主干损伤，因出血凶猛，加之术野狭小、脑组织膨起，往往很难处理，预后凶险。大动脉出血压迫止血困难，往往需电凝止血，电凝后如动脉闭塞可造成小脑或脑干梗死。术中锐性剥离操作时，要确保显微剪刀的尖端始终在可见视野范围内。责任血管游离后，应先抬起了解其行程和穿动脉情况，确定减压垫棉的放置位置后，再进行推移和放置垫棉的操作。

31. 不必惧怕椎 - 基底动脉压迫

经验不丰富的医师在面对粗大、迂曲、延长、扩张的 VA（图18）、BA 时往往心存恐惧。在减压过程中此类血管确实难以推移，或者勉强推开后需要置入大量垫棉方可使其不再复位，此过程容易造成血管分支和相应脑神经的副损伤，而且大量的垫棉也容易对脑神经和脑干构成新的压迫。在骨窗显露不充分和（或）后颅窝拥挤狭小的情况下，针对此类血管的操作也可能变得困难和危险，甚至可能引发严重并发症。

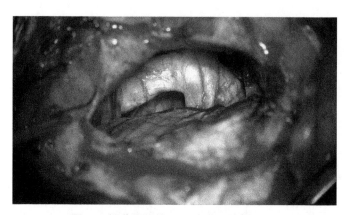

图 18　迂曲硬化的 VA（彩图见彩插 14）

其实只要在充分理解 MVD 手术的原理和掌握好相应技巧的基础上，完全不必惧怕椎 - 基底动脉压迫。首先，当在术前发现 CPA 粗大 VA 和（或）BA 可能为责任血管时，术者应该充分预估到此类手术的难度，在形成骨窗时可以适当大一些，而不必盲目去追求微创小骨孔。探查 CPA 时，应该将 VA 或 BA 周围的蛛网膜充分解剖，以释放足够的操作空间。依据生物力学原理，可采用"架桥法""分压法""分层垫开法"等技巧，避免过量垫棉的置入，同时降低脑干和脑神经的压强。实在难以推移粗大 VA 或 BA 时，可自后组脑神经偏向颅底水平开始松解蛛网膜，逐步垫开 VA，偏头侧的 VA 或 BA 多可逐步被推移。对于 TN 而言，不必勉强追求垫棉置入脑干和三叉神经感觉根之间，很多情况下只要在 BA 和感觉根之间分离出间隙置入垫棉就可获良效。

与三叉神经关系密切的动脉主要包括 SCA、AICA，而 BA 压迫所致 TN 在临床中并不常见。BA 由左、右 VA 在脑桥下缘处汇合而成，其走行形态可分为平直和弯曲两类，绝大部分 BA 在脑桥腹侧面沿位于中线的基底沟走行。随着年龄增长，BA 会迂曲、延长甚至硬化。有学者观察了 57 例 BA，直行者占 $60.80\% \pm 3.65\%$，弯曲走行的占 $39.20\% \pm 2.70\%$，其中向右侧弯曲的占 $62.10\% \pm 6.40\%$，向左侧弯曲的占 $37.90\% \pm 5.23\%$，无论向左或向右弯曲多数为单弯，占 $89.28\% \pm 4.32\%$，双弯者占 $10.72\% \pm 3.67\%$。BA 异常增粗或弯曲压迫邻近的三叉神经会发生相应的临床症状。术前通过 MRI 及 MRA 充分了解三叉神经周围血管、神经的解剖关系有利于制定手术方案。BA 压迫所致 TN MVD 常常比较困难。术中应注意：①尽量充分释放 CPA 脑池和枕大池 CSF，使小脑充分塌陷以利于显露术野；②充分松解术野蛛网膜，有利于粗大 BA 游离移位；③由于 BA 比较粗大，占据空间大，手术野空间相对狭小，BA 扭曲并与三叉神经紧密相抵，张力很大，有时很难做到满意减压，此时可在 CPA 第三、四间隙内游离 VA 并置入垫棉，使 VA 抬起，从而间接抬起 BA，并可同时行 BA 悬吊法；④实在减压困难者，可行三叉神经 PSR。

为探讨 MVD 治疗 VA 作为责任血管的 HFS 的手术技巧、疗效和并发症，我们回顾性分析了 2011 年 1 月—2012 年 2 月中日友好医院神经外科某单一术者采用 MVD 治疗的 783 例 HFS 患者中 125 例 VA 作为责任血管的患者（VA 组）的临床资料，并与非 VA 压迫者（非 VA 组）相对比，分析其手术技巧、疗效和并发症情况。VA 组中 VA 作为唯一责任血管者 5 例（4.0%），责任血管为 VA 合并其他动脉的患者 120 例（96.0%）。120 例责任血管为 VA 合并其他动脉的患者中 VA 单独或共同作为主要责任血管者 11 例（9.1%），VA 为次要责任血管者 109 例（90.9%）。VA 相关组与非 VA 相关组患者在 HFS 病程长短方面没有明显差异（$P > 0.05$）；VA 相关组多发于中老年男性左侧，与非 VA 相关组有统计学差异（$P < 0.05$）；VA 相关组在术后总有效率方面低于非 VA 相关组，在复发率、延迟治愈率及并发症发生率方面均高于非 VA 相关组，且均有统计学显著性差异（$P < 0.05$）。结论是：HFS MVD 术中 VA 作为唯一主要责任血管者少见；VA 多为次要责任血管，其深面或下方往往隐藏着其他主要责任血管；相比较无 VA 压迫的患者，VA 作为责任血管者行 MVD 手术有效率相对较低，复发率、延迟治愈率及并发症发生率较高；术中遇到困难减压时采用椎动脉责任动脉悬吊法有助于满意减压。

32. 责任动脉悬吊法

当由于各种原因责任动脉无法被满意推离 REZ 从而可能影响减压效果时，可用垫棉包绕责任动脉后推向颅壁或天幕硬膜，先将局部硬膜电凝使之变粗糙，在责任动脉或包绕动脉的垫棉与该处硬膜之间涂以少量医用耳脑胶固定（图 19），从而将责任动脉悬吊离开 REZ 以达到满意减压效果。在 MVD 术中应用责任动脉悬吊法应注意：①保护好穿动脉，避免在动脉移位过程中造成副损伤；②悬吊后动脉不能扭曲成角；③局部生物胶用量适中即可，严禁使生物胶扩散溢入蛛网膜下隙；④避免手术器械接触生物胶，更不能使用已沾有生物胶的器械进行显微操作；⑤尽量用垫棉作为中间递质实现硬膜和动脉壁的黏和；⑥完成悬吊后不能再牵拉责任动脉；⑦减压操作完成后以大量含有地塞米松的生理盐水反复冲洗术野蛛网膜下隙。应用动脉悬吊法可能带来的危害包括动脉损伤和化学性（无菌性）脑膜炎，小心细致的镜下操作、术终反复冲洗可使其发生率降低。责任动脉悬吊法是对传统 MVD 的有益补充和改良，值得进一步完善、推广。

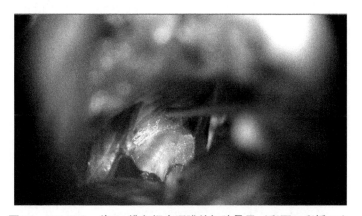

图 19　HFS MVD：将 VA 推向颅底硬膜并打胶悬吊（彩图见彩插 15）

33. 内镜下显微血管减压术

术者具备熟练的显微手术技巧、对 CPA 显微解剖熟悉、对责任血管判定正确及充分减压是提高手术疗效的重要保证。另外，在 MVD 实践中手术显微镜对其视轴以外的结构显露不佳等缺点也逐渐为手术医师所认识。我们在 HFS 的 MVD 中多次发现当面神经 REZ 周围有多根复杂血管存在时，责任血管常位于血管丛的深面，甚至隐藏于神经根背面或脑干腹侧面，此种情况下可能导致术者判断失误，未能将责任血管发现并垫开，或者为了使其在镜下充分显露而过度牵拉，导致小脑、脑神经或血管损伤。为弥补 MVD 中手术显微镜的不足，国内外多位学者成功将神经内镜应用于 MVD，辅助手术显微镜进行操作。

总体来说，神经内镜在 MVD 中的应用方式可分为两大类：一是内镜结合显微镜在 MVD 术中共同发挥作用，即神经内镜辅助下的 MVD；二是单独使用内镜独立完成 MVD，即完全神经内镜下的 MVD。国内有学者根据责任血管部位，将神经内镜辅助下 MVD 的应用情况分为两种：①若责任血管在显微镜视野内，则退出内镜，在显微镜下行血管减压，而后再次置入内镜观察和评估减压情况及垫棉位置；②若责任血管与神经接触压迫处位于显微镜视野的盲区，即无法在显微镜下行分离、减压，则在内镜下操作。国外学者 Rak 等将神经内镜在 MVD 术中的应用情况分为四类：Ⅰ类，在 MVD 术中使用内镜但实际上无确切作用；Ⅱ

类，内镜仅被用于辅助显微镜观察局部血管神经结构，而不在内镜下进行操作；Ⅲ类，内镜被用于辅助显微镜进行减压等操作；Ⅳ类，在 MVD 中完全使用内镜而无须显微镜参与。Rak 等在文献中报道了 28 例行 MVD 的 HFS 和 TN 患者，术中内镜的应用情况全部为Ⅱ类或Ⅲ类。

神经内镜的镜头角度关乎手术视野的范围大小与目的区域的清晰程度，与手术效果息息相关。目前在 MVD 中使用的内镜镜头主要有 0°、30° 和 45° 三种，不同术者对内镜镜头角度的使用方式与习惯不尽一致。0° 镜头：Dubey 等报道的 230 例完全内镜下 MVD 中大部分是在 0° 镜下进行，而 30° 镜仅用于观察和分离位于神经腹侧的血管，以及评估减压的充分性；Dubey 同时指出应将 0° 镜放置于术野中央，手术器械从其两侧通过，而 30° 镜应放置在术野边缘以获得更好的使用效果；Broggi 等在 141 例内镜下 MVD 中也主要使用 0° 镜，极少使用 30° 镜。30° 镜头：Bohman 等提出 30° 内镜可以很好地显示 HFS 患者的面神经 REZ 区；Komatsu 等与其看法一致，并在与 VA 相关的 HFS 的 MVD 术中使用了 30° 镜头；Lang 等认为 30° 内镜兼具最佳的视角和可操作性；Tang 等对一具尸体在显微镜和内镜下的视野进行了定量评估，发现 30° 内镜比显微镜提供了扩大接近 2 倍的视野。45° 镜头：Refaee 等认为 45° 的镜头要优于 0° 和 30°，45° 内镜下的视野较宽，能较清晰地显示蛛网膜下隙神经血管结构的解剖关系；Magnan 等则认为 45° 内镜虽然可以显示更多侧方图像，但镜头顶端的确切位置不易识别，可能会在导入或操作时对周围结构造成损伤。国内不少学者提出内镜镜头度数应与手术实际情况相适应，如林等认为 0°镜就能满足大部分 MVD 的要求，应优先使用，必要时再辅以 30°镜交替使用；但也有学者认为频繁更换镜头可能会增加感染机会。

目前在 MVD 术中固定内镜主要有三种方法。第一种是"两人三手，同进同出"原则：术者双手进行减压操作，由助手持镜；当镜头沾染时助手将其退出擦拭；当术者更换手术器械时，内镜需与其一同进出，以防误伤周围组织；Xiang 等在术中运用了此方法后提出，三种器械（内镜和其他两种操作器械）同时存在于空间狭小的 CPA 区，需要术者和助手高度同步，对两者的配合提出了更高要求。第二种是"单人单手技术"：术者一手持镜，另一手操作，可在持镜手臂下放一托手板支撑，既可保持镜头稳定性又可减少术者疲劳。第三种是术中使用内镜固定臂：由助手动态操作内镜固定臂，其稳定性比单纯助手扶镜更可靠；Bohman 等在其报道的 47 例完全内镜下 MVD 术中使用了内镜固定臂，并认为其保证了术者的双手灵活操作，增加了内镜稳定性，降低了损伤周围神经血管结构的风险。

神经内镜应用于 MVD 的优势：①提供更广阔、更清晰的术野：内镜可提供全景视角且不受周围解剖结构的限制，无须广泛松解蛛网膜和持续牵拉小脑半球，即可使术者看到硬膜开口以外更广的术野。例如，当岩骨骨嵴阻挡了显微镜视野时，内镜就可以协助进行观察。在一项详细的解剖研究中，Takemura 等也证明了内镜可以比显微镜更好地显示颅底和 REZ 区，以及神经与周围血管的关系。此外，有学者提出神经内镜对微侵袭性锁孔入路的 MVD 术有重要作用，神经内镜以其观察 CPA 脑池全景的优势，大大降低了该入路的手术难度，实现并发展了以最小的创面达到最优的手术结果的目的。②减少责任血管的遗漏：术者利用内镜可探查穿支血管和责任血管的全程，并可准确定位神经受血管压迫的部位。除此之外，内镜还能证实显微镜下识别出的责任血管，以及发现显微镜下可能被遗漏的血管压迫，其对三叉神经感觉根和面神经 REZ 及三叉神经根腹侧的检查有很大帮助。Teo 等的研究中发现在 25% 的患者中内镜能够更好地观察到责任动脉，而且在 8% 的患者中发现了在显微镜下被遗漏的责任血管。③减少组织损伤：内镜可以在不牵拉脑组织和神经的情况下识别出隐藏在三叉神经根腹侧的责任血管。此外，行显微镜下 MVD 时，术者为了更好地显露三叉神经根有时需要牺牲岩上静脉，而在内镜下操作则可减少对岩上静脉的骚扰。Tang 等在一项尸体解剖的研究中发现在不牺牲岩上静脉的情况下，内镜在 MVD 中更有利于观察和处理血管对三叉神经的压迫。④减少术后并发症：在内镜相关并发症的发生率方面，Kabil 等在一项对 255 例行完全内镜下 MVD 术患者的研究中，将内镜辅助 MVD 术并发症的发生率与显微镜下 MVD 术并发症的发生率进行比较，发现内镜下 MVD 术中所有类型并发症的发生率均较低，要优于显微镜下 MVD 术。Ricci 等也提出内镜为术者提供了更完整的术野，帮助术者精确地识别解剖结构，从而减少了手术区域内的器械移动，因此降低了术后并发症的发生率。Abdeen 等在 21 例 HFS 和 12 例 TN 病例 MVD 中辅助应用多角度硬性内镜，认为此法有助于提高疗效，减少并发症，总有效率达 97%，并发症发生率仅为 3%。⑤可靠评估减压效果：MVD 术中垫棉的放置部位直接影响减压效果。利用内镜能够可靠评估垫棉的位置，并准确识别出显微镜下 MVD 术可能存在的减压不充分情况。例如，李等报道了 131 例行 MVD 术的 TN 和 HFS 中有 22 例术中行内镜探查后调整了垫棉的位置，从而在一定程度上避免了 MVD 术减压不充分的情况。

神经内镜应用于 MVD 的局限性：①图像的局限性。神经内镜提供的是二维图像，缺乏显微镜下的三维立体感，且内镜只能在镜头顶端提供图像，无法显示其侧方及后方的术野，因此，操作过程中有损伤手术通路周围血管神经的风险。有学者认为，为避免此类损伤，内镜的每次移动都应在显微镜监视辅助下进行；术者必须在每次置入手术器械时退出内镜，然后在内镜直视下跟随器械进入术野。在手术操作过程中，内镜必须轴向旋转，禁止横向移动，以防损伤周围结构。②占据空间大。现代医疗设备制造技术已经取得巨大进步，在设备性能提高的同时，设备的体积也越来越小，但相比于 MVD 术中可利用的空间，现有的神经内镜体积仍然较大。Tang 等分别对内镜和显微镜在岩骨斜坡及脑干区域的可操作性进行评估，发现内镜与显微镜相比可操作性显著降低。Refaee 等提出 CPA 空间狭小，尤其在蛛网膜下隙狭窄的年轻患者中更为明显，因此，引入内镜会使显微器械操作的空间更小，甚至在探查分离过程中与其发生冲突。为减少内镜体积因素的影响，Yadav 等提出内镜必须放置在尽可能远的地方，以避免妨碍其他手术器械，并建议手术中首选细长、单轴、直形和圆形的器械。Lang 等认为 2.7mm 外径的内镜与标准的 4mm 经鼻手术用内镜相比直径更小，能最大限度地扩大手术器械的可操作空间。Bohman 等提出在内镜和左右侧器械的引入和摆放应保持严格的三角关系，保证内镜的近端（硬脑膜附近）及远端都位于三角的顶端，以最大限度地减少器械在 CPA 狭小范围内的冲突。③成像质量易受干扰。成像质量是影响神经内镜下 MVD 实施效果的重要因素，术中即使少量出血造成的 CSF 混浊也会大大降低内镜的图像质量，使其无法使用。在消除镜头成像质量影响方面，Magnan 等认为可以利用 CSF 本身来清洁镜头，如在小脑和岩骨之间放置一个细长的棉片，即可在内镜无须退出的情况下通过触摸棉片达到清洁的效果。同时，也有文献报道在术前使用温盐水预热镜头、温热纱布擦拭镜头，可较好地解决镜头雾化问题，但是在遇到 CPA 大量快速出血时，在狭小的空间内内镜下止血往往是困难和危险的。④相关辅助器械尚不完善。目前临床使用的神经内镜的固定装置仍不理想，术者常需一手持镜，另一手持械，限制了双手操作。同时，专为内镜下使用而设计的手术器械仍然缺乏，因此，部分病变区域虽然能够用内镜成角度观察，但器械并不能成角度去操作，从而增加了手术的操作难度。⑤热力和机械损伤。神经内镜是利用光源来观察颅内结构，其光源端与神经、血管紧密接触，可能会产生热损伤。有学者报道利用盐水冲洗或放置盐水浸湿的棉团可避免此类损伤。此外，内镜头端的边缘较锐利，因此持镜进出术野时需格外小心，以免损伤周围组织。⑥学习曲线陡峭。Yadav 等提出内镜神经外科通常伴随着一个陡峭的学习曲线，即短期内需掌握全新的知识，且该知识的获得主要来源于术者的经验。因此，神经外科医师开始使用内镜时应从简单情况逐步过渡到复杂情况，通过多学科的团队学习方法、模型上的练习、尸体解剖及参与直播手术的经验交流等缩短学习曲线。

神经内镜下 MVD 的术式选择方面，Li 等对 1093 例行 MVD术（内镜辅助或完全内镜下 543 例和显微镜下 550 例）的患者进行 Meta 分析，发现内镜辅助或完全内镜下 MVD 术的围手术期安全性和术后疗效（近期缓解率、远期缓解率、责任血管发现率）优于传统显微镜下 MVD，因此，支持内镜辅助或完全内镜下MVD 术作为治疗脑神经疾病的首选手术方法。不同学者对于神经内镜辅助 MVD 术和完全神经内镜下 MVD 术这两种手术方式的选择上尚存在分歧。Kimura 等认为将内镜作为 MVD 术中显微镜的辅助工具，比单独使用效果更好。Piazza 等提出对于更习惯使用显微镜的术者而言，内镜可作为了解局部解剖的工具，在明确了血管和神经的关系后，再回到显微镜下操作。Magnan 等同样主张内镜结合显微镜应用于 MVD，认为其提高了手术效率并降低了并发症的发生率，在其报道的 553 例行内镜辅助下 MVD 的 HFS 病例中，有 93.6% 的患者痉挛症状完全缓解，20.8% 的患者延迟治愈，仅有 0.3% 的患者复发，术后无永久性面瘫，发生 CSF 漏的患者仅占 1%。庞等对 42 例局部解剖复杂或异常的 HFS 术中采用内镜和显微镜结合的方法，发现手术疗效明显提高。庞等也在 30 例传统 MVD 术后复发 TN 的患者的二次手术中使用内镜辅助，结果 28 例面部疼痛症状完全消失（术后均随访 2 年以上），治愈率达 93.3%。内镜辅助下 MVD 术已被证实效果显著，且得到较为广泛的应用，但完全内镜下 MVD 至今尚未得到广泛认可。这是由内镜的局限性决定的，例如，完全内镜下手术缺乏显微镜双目视觉所能提供的深度感知。因此，Refaee 等认为在显微镜下引入器械和放置垫棉，再用内镜观察和调整要比完全内镜下操作更加安全。荣等也提出完全内镜下 MVD 并不适用于某些复杂病例（如后颅窝容积狭小、蛛网膜显著增厚粘连、责任血管复杂等），勉强施行有可能导致灾难性后果。黄等报道的完全内镜组（45 例 HFS 患者）中就有 2 例术中出血而内镜下止血困难，最后采用显微镜才成功止血。总体上，目前大多数学者认为神经内镜辅助 MVD 要优于完全神经内镜下 MVD。正如 Tang 等提出由于神经内镜在颅底手术的应用中仍存在一些问题，因此把内镜看作对显微镜下 MVD 的补充更为有利。

结合我们在 MVD 中辅助应用神经内镜的经验及以上其他学者的报道，神经内镜有助于判断责任血管、评价神经根部减压情况及确定垫棉的大小和放置位置等，对提高手术治疗效果、减少症状复发和并发症发生有一定意义。神经内镜能弥补手术显微镜管状视野的缺陷，特别是广角神经内镜的局部放大及良好的照明，在不需过多剥离或牵拉操作条件下即可清晰地显示神经根、脑干和血管祥的形态，明确在 REZ 通过并压迫神经根部的血管即为责任血管，减少了过度牵拉或过分剥离可能带来的小脑、脑神经和血管的损伤。当局部有多根血管存在时，有助于辨明主要责任血管，防止遗漏。将责任血管游离后，内镜下能观察到压迫血管与神经根、脑干之间存在的小穿动脉，以避免在推移责任血管或放置减压垫棉过程中造成副损伤。REZ 减压后，内镜下可确认放置减压垫棉后血管的位置、状态和神经根的松解情况，避免减压垫棉和血管祥接触神经根部，以及在推移责任血管或插入垫棉过程中发生血管扭曲，有助于提高手术治疗效果和避免发生脑和脑神经供血障碍。因此，神经内镜辅助下 MVD 较通常显微镜下手术，有可能提高手术治疗效果并减少并发症发生。

内镜视野较小、影像清晰度稍差、镜头易被血液污染、无法显示手术路径等是其主要缺点。另外，术者必须熟悉内镜下操作，否则也可能损伤神经、血管。随着神经内镜技术的不断改进，完全内镜下的 MVD 手术已成为可能。我们在内镜辅助 MVD 的经验基础上，已成功完成完全内镜下的 HFS、TN 和 GN

MVD。相信随着神经内镜技术、配套器械、操作技巧等方面的不断改进、完善，全内镜下 MVD 将逐步走向成熟，但是否有必要用全内镜下 MVD 代替传统显微镜下 MVD 尚有待进一步的大样本前瞻性临床研究来提供足够的循证医学证据。在现阶段还找不到一个理由完全摒弃传统显微镜下 MVD。与之相反的是，在某些极端的情况下，如后颅窝极度拥挤狭窄、术中 CPA 突发大量出血、脑组织快速膨起等，单纯内镜处理则极为困难和危险，此时还是应该立刻转为显微镜下手术比较稳妥。

总之，神经内镜下 MVD 相较传统显微镜下 MVD 在具备一定优势的同时，仍存在较多局限性。神经内镜辅助下 MVD 术是目前神经内镜应用于 MVD 术的主流趋势。完全内镜下 MVD 术的安全性及有效性仍有待进一步研究。为了提高神经内镜的实用价值，该项技术有必要在图像融合、器械设计、手持设备、镜头防雾、术中冲洗装置等方面做进一步深入研究，方有可能在 MVD 中发挥更大的作用。

34. 关颅注意事项

减压操作完成后，用加有地塞米松和罂粟碱的温生理盐水反复在显微镜下冲洗术野，注意冲洗方向要避开面听神经，水流不能太急，以免伤及娇嫩的听神经。彻底止血，蛛网膜小血管、小脑表面、颅壁的活动性出血以双极电凝止血最为稳妥。小脑绒球、脑神经表面的渗血可用止血纱布及明胶海绵压迫止血，避免双极电凝止血以免热传导伤及脑干、听神经或舌咽神经。颅底或天幕方向的静脉性渗血耐心压迫止血即可。

确认无出血后，在硬膜剪开处下方小脑表面放置一小块明胶海绵或人工硬脑膜以防硬膜缝合过程中损伤小脑。利用切口的肌筋膜补片或人工硬膜将硬膜严密缝合至不漏水，缝合完毕前再次颅内冲洗，确认无活动性出血。必要时可用人工硬膜贴附于硬膜表面，再次用骨蜡严密封闭骨缘乳突气房，可使用小钛板修补颅骨缺损，不置引流，严格按肌肉、筋膜、皮下组织、皮肤四层缝合切口，不留死腔。

参考文献

1. 中华医学会神经外科学分会功能神经外科学组，中国医师协会神经外科医师分会功能神经外科专家委员会，北京医学会神经外科学分会，等. 中国显微血管减压术治疗三叉神经痛和舌咽神经痛专家共识（2015）. 中华神经外科杂志，2015，31（3）：217-220.

2. 中华医学会神经外科学分会功能神经外科学组，中国医师协会神经外科医师分会功能神经外科专家委员会，北京医学会神经外科学分会，等. 中国显微血管减压术治疗脑神经疾患围手术期风险专家共识（2015）. 中华神经外科杂志，2015，31（10）：978-983.

3. 于炎冰. 显微血管减压术. 北京：人民卫生出版社，2015.

4. 于炎冰. 努力提高显微血管减压术的治疗水平. 中华神经外科杂志，2016，32（4）：325-328.

5. 中国医师协会神经外科医师分会功能神经外科专家委员会，北京中华医学会神经外科学分会，中国显微血管减压术治疗脑神经疾患协作组．中国显微血管减压术治疗面肌痉挛专家共识（2014）．中华神经外科杂志，2014，30（9）：949-952.

6. 中华医学会神经外科学分会功能神经外科学组，中国医师协会神经外科医师分会功能神经外科专家委员会，北京医学会神经外科学分会，等．中国显微血管减压术治疗脑神经疾患术中减压植入物专家共识（2016）．中华神经外科杂志，2016，32（10）：976-977.

7. Gubian A，Rosahl SK. Meta-analysis on safety and efficacy of microsurgical and radiosurgical treatment of trigeminal neuralgia. World Neurosurg，2017，103：757-767.

8. Li YW，Mao F，Cheng FL，et al.A meta-analysis of endoscopic microvascular decompression versus microscopic microvascular decompression for the treatment for cranial nerve syndrome caused by vascular compression.World Neurosurg，2019，126：647-655.

9. 向兴刚，林琳，买买江·阿不力孜，等．神经内镜辅助微血管减压术治疗原发性三叉神经痛．中国微侵袭神经外科杂志，2014，19（7）：312-313.

10. El Refaee E，Langner S，Marx S，et al. Endoscope-Assisted microvascular decompression for the management of hemifacial spasm caused by vertebrobasilar dolichoectasia. World Neurosurg，2019，121：566-575.

11. Dubey A，Yadav N，RatreS，et al. Full endoscopic vascular decompression in trigeminal neuralgia：experience of 230 patients. World Neurosurg，2018，113：612-617.

中国医学临床百家

12. Broggi M, Acerbi F, Ferroli P, et al. Microvascular decompression for neurovascular conflicts in the cerebello-pontine angle：which role for endoscopy? Acta Neurochir (Wien), 2013, 155 (9)：1709-1716.

13. Bohman LE, Pierce J, Stephen JH, et al. Fully endoscopic microvascular decompression for trigeminal neuralgia：technique review and early outcomes. Neurosurg Focus, 2014, 37 (4)：E18.

14. Komatsu F, Imai M, Matsumae M.How I do it：endoscopic microvascular decompression for hemifacial spasm associated with the vertebral artery. Acta Neurochir (Wien), 2018, 160 (1)：157-159.

15. Tang CT, Kurozumi K, PillaiP, et al. Quantitative analysis of surgical exposure and maneuverability associated with the endoscope and the microscope in the retrosigmoid and various posterior petrosectomy approaches to the petroclival region using computer tomograpy-based frameless stereotaxy.A cadaveric study.Clin Neurol Neurosurg, 2013, 115 (7)：1058-1062.

16. Magnan J.Endoscope-assisted decompression of facial nerve for treatment of hemifacial spasm. Neurochirurgie, 2018, 64 (2)：144-152.

17. 林晓宁, 张峰林, 田新华, 等 . 神经内镜下显微血管减压术治疗三叉神经痛和面肌痉挛 . 中华神经外科杂志, 2017, 33 (10)：996-999.

18. Xiang H, Wu G, Ouyang J, et al. Prospective study of neuroendoscopy versus microscopy：213 cases of microvascular decompression for trigeminal neuralgia performed by one neurosurgeon. World Neurosurg, 2018, 111：335-339.

19. Piazza M, Lee JY.Endoscopic and microscopic microvascular decompression.

Neurosurgery Clinics of North America，2016，27（3）：305-313.

20. Tang CT，Baidya NB，Ammirati M.Endoscope-assisted neurovascular decompression of the trigeminal nerve：a cadaveric study. Neurosurg Rev，2013，36（3）：403-410.

21. 庞明志，鲁晓杰，李兵，等.神经内镜在原发性面肌痉挛手术中的应用.中华神经外科杂志，2015，31（9）：878-881.

22. Kimura T.Full endoscopic vascular decompression：is it what we should aim for? World Neurosurg，2018，114：435.

23. 郝杨，于炎冰，王琦，等.显微血管减压治疗面肌痉挛.中华神经外科杂志，2017，33（9）：887-891.

（于炎冰　张　黎　整理）

面肌抽搐显微血管减压术

35. 如何识别面肌抽搐真正的责任血管

当在 HFSMVD 术中反复探查面神经 REZ 未发现血管时，可进一步探查 REZ 稍远端部分面神经干。位于面神经远端段、内耳门附近、在脑桥侧池内的游离血管，仅与面神经干接触或并行的血管及在面、听神经之间穿过的血管并非责任血管。责任血管多呈袢状从 REZ 通过并造成压迫。当 REZ 有多根血管存在时，责任血管常位于血管丛的深面。HFS MVD 术中主要责任血管依次为 AICA 及其分支、PICA 及其分支、VA（图 20）。静脉单独对面神经 REZ 构成压迫者罕见。在 REZ 通过并紧贴脑干无法分离的静脉不是责任血管，不必处理。将责任血管充分游离后，向颅底方向或腹侧推移离开 REZ，垫开物置于责任血管与脑干之间。强调使责任血管远离 REZ 而非简单的血管与 REZ 之间"绝缘"。垫棉不宜过大以免形成新的压迫。置入垫棉后应确保其固定，防止滑脱。责任血管垫开后注意动脉不能扭曲成角。当有岩下静脉属支单独或参与压迫时可将其充分解剖游离后以垫棉推离REZ，难以解剖游离时可电凝后切断。

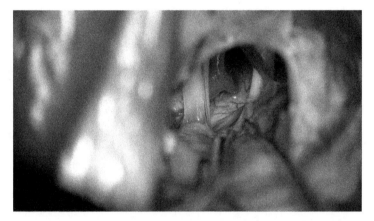

图 20　HFS MVD：VA、PICA 主干、AICA 分支共同压迫（彩图见彩插 16）

36. 面肌抽搐中非动脉性压迫真的不存在吗

理论上而言，在排除继发性因素之后，几乎可以肯定在 HFS 患者的面神经 REZ 必定存在动脉性血管压迫，医师的职责就是找到责任动脉并满意减压。那么非动脉性压迫真的不存在吗？

静脉压迫在 TN 中并不少见。作为非动脉性压迫中的主要因素，静脉压迫在 HFS 中存在吗？Knodo 在 1000 余例 HFS 中未发现有静脉单独构成压迫的现象，而 Chung 等的资料显示有 0.2% 的静脉压迫发生率。Jannetta 等对 18 岁以下的 HFS 患者行 MVD

发现责任血管主要是静脉或静脉与 AICA 分支共同构成压迫。在另一组 545 例 HFS MVD 术中发现 2 例静脉压迫，1 例延迟治愈，1 例无效。在我们 10 年前的一项临床研究中，422 例 HFS 术中发现 29 例静脉通过面、听神经 REZ，其中 8 例静脉通过面神经 REZ，确认为静脉性压迫，发生率为 1.9%；该 8 例中电凝后切断静脉 7 例，将静脉充分游离后垫开 1 例；另外，21 例静脉在面、听神经 REZ 之间通过且更靠近听神经，认为不是责任血管，未予以处理（图 21）；术中未发现静脉单独对面神经 REZ 构成压迫的情况；该 29 例患者术后均获满意疗效。通过面神经 REZ 的静脉可能是责任血管，需加以处理：首先应尝试将静脉充分游离后垫开，不过此处的静脉（多为脑桥背外侧引流静脉）多不易与 REZ 分离，或游离后局部空间狭小，垫棉置入困难，自面神经 REZ 通过的责任静脉多较细小，如无法垫开减压则应电凝后切断方能彻底减压，不可单纯烧灼闭塞因其有很大的再通可能；在面、听神经 REZ 之间通过的静脉多更靠近或通过听神经 REZ，不是责任血管，可不予以处理；静脉性压迫均合并有动脉性压迫，且为次要压迫因素，静脉不会单独对面神经 REZ 构成压迫。我们认为，即使是对于有丰富 HFS MVD 手术经验的神经外科医师而言，在面、听神经 REZ 附近进行针对责任静脉的显微操作也往往是困难和危险的。此处的脑桥背外侧引流静脉很难与 REZ 分离，游离、电凝静脉有时会不可避免地骚扰到 REZ，从而增加术后面、听神经并发症发生率。极个别情况下通过面神经 REZ

的责任静脉异常粗大，此时应放弃针对该静脉的任何操作企图，以免引起难以制止的出血或脑干梗死。近期的临床实践进一步表明，即使不处理 REZ 的静脉，HFS MVD 的疗效也可以保证，因此近来更倾向于不去骚扰这些静脉。

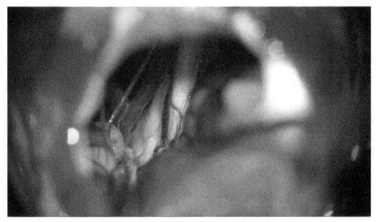

图 21　HFS MVD 术中见面听神经之间穿行的静脉不需处理（彩图见彩插 17）

在长期的临床实践中，偶可遇到面神经 REZ 无责任血管，而是异常肥大的小脑绒球对 REZ 构成压迫，此时只需将绒球部分切除即可。

总之，非动脉压迫因素在 HFS 中是极其罕见的。当在探查过程中未发现动脉性压迫因素时，我们首先应该做的是进一步探查确认是否有遗漏，而不是归因于其他压迫因素。另外，需要注意的是，任何通过 REZ 的动脉，哪怕再细小，都有可能是责任血管而必须加以处理。

37. 正确解读术中异常肌反应监测结果

由于 CPA 解剖结构复杂、神经功能重要，多余或不恰当的操作容易造成相关脑神经、小脑及脑干的副损伤。在保全患者正常神经功能的前提下，能否做到责任血管确切减压，很大程度上与手术医师的技巧和经验相关。术中神经电生理监测（intraoperative neurophysiological monitoring，IONM），在 MVD 中的应用有利于术中神经功能保护和疗效评估。目前，随着 IONM 的推广应用，我国学者在该方面的应用研究水平也逐渐与国际接轨。如何客观地解读 IONM 信号变化的意义始终值得手术团队的重视，而 IONM 技术在 MVD 中的应用方式和价值也值得进一步探讨。

理论上来讲，被应用于 CPA 肿瘤切除术的 IONM 技术均可应用于 MVD。如果盲目地使用不必要的监测手段，一方面会浪费宝贵的医疗资源；另一方面也容易分散术者和技师的注意力。因此，考虑到 MVD 较少暴露、最低损伤的微创原则，配合 MVD 术中使用的 IONM 应该做到有的放矢、简便高效。综合不同脑神经疾病各自的临床特点，以及国内外学者多年的临床实践，目前应用于 MVD 的 IONM 技术主要包括功能保护性监测和疗效评估性监测。

目前广泛用来预测 MVD 疗效的 IONM 技术主要是 HFS MVD 中的异常肌反应（abnormal muscle response，AMR），也称为侧方扩散反应（lateral spread response，LSR）。从 20 世纪 80

年代起，AMR 不仅作为诊断指标被用于 HFS 的鉴别诊断，更常被作为预测指标用于 HFS MVD 术中的疗效判断。

术者期望术中 AMR 的消失（图 22）既能够明确指示责任血管的充分减压，也能够确保患者术后症状的消失。然而我们在临床实践中应该客观评价 AMR 对 HFS MVD 疗效的预测价值。首先，并非所有 HFS 患者在全身麻醉气管插管后均能够诱发稳定的 AMR 波形，这可能与肌松药效代谢的个体差异相关，也可能与监测时刺激的面神经分支相关。部分情况下，AMR 仅在刺激颧支或者刺激下颌缘支时方能够被诱发，甚至刺激两支均不能诱发。其次，在进行正式的减压操作前 AMR 就彻底消失的情况经常会出现。对于上述两类情况，AMR 术中监测已不能提供给术者足够真实有效的信息。第三，术中 AMR 已消失的患者在术后仍有可能存在 HFS 的症状，而在 AMR 未消失的患者中也存在大量的术后立即治愈者。综合既往文献，如果将术后患者的 HFS 症状是否继续存在作为 MVD 疗效的金标准，而将术中 AMR 是否消失作为二分类预测指标来和金标准相对比的话，减压后的阳性（AMR 存在）预测值仅为 33.5%，而阴性（AMR 消失）预测值为 92.5%；用更直观的话来说，术中 AMR 如果消失了，患者有 90% 以上机会能够治愈，而术中如果 AMR 没有消失，患者仍有大约 2/3 的概率在术后治愈。因此，部分学者对 AMR 的预测价值表示明确的质疑。

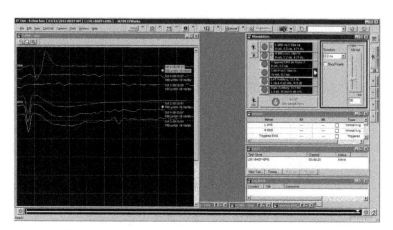

图 22　HFS MVD：减压后 AMR 消失（彩图见彩插 18）

　　尽管如此，由于 AMR 监测具有很高的阴性预测值，对于技术成熟的术者来说，手术中在血管减压完成后获知 AMR 消失是一种"手术已基本成功"的心理上的提前认可；而对于初学者来说，这种心理学作用则更明显，AMR 的消失能够在一定程度上帮助其积累手术经验。但是，过于依赖和相信 AMR 容易造成观念上的偏倚。应当认识到，术中即使对面神经 REZ 进行了充分减压，很多患者的 AMR 依然暂时存在，这本身并不代表手术一定无效。即使术后症状仍然存在的患者，仍然有机会在接下来的较长一段时间内获得最终治愈，这种被称为延迟治愈现象的存在早已被长期临床实践所证实。AMR 反映的是一种肌电活动的异常交联，类似于 AMR 的波形还存在于其他具有连带运动症状的疾病中，包括部分面瘫后 / 面神经损伤后连带运动和继发性 HFS，所以，其本身传导通路与原发性 HFS 的病理成因和通路未必完全一致。在术中如果认为只要 AMR 还未消失就坚持对非

REZ 区强行探查、操作，其本身的合理性值得商榷。另外，部分学者已认识到术中 AMR 的消失不一定是瞬间实现的，而可能是逐渐的、有所反复的，或者存在延迟效应。因此，单纯依据术中对某根血管进行操作的同时出现了 AMR 变化就得出该血管一定为责任血管的推测，是可能出现谬误的，此时 AMR 的变化可能恰好是其他因素改变或者是延迟效应引起的。同样的机制可能引起手术关颅阶段或术后 AMR 的复现，这可能与面神经核团兴奋性的波动有关，此时不应当据此来选择对术后 HFS 症状不缓解的患者立即实施二次开颅手术，而建议继续观察至少一年以上。

从以上的讨论中我们可以看出，HFS MVD 术中 AMR 的存在或消失与术后 HFS 的转归并非一一对应的关系。一方面，既往文献虽然在术中监测 AMR 的电极放置方法上保持一致，但在术中诱发 AMR 采用的刺激强度参数各有不同；另一方面，有文献报道部分患者术中 AMR 在消失之后，通过增加刺激强度可能使 AMR 复现。由此可以推测，AMR 的"消失"可能并非直接等同于责任血管与受压神经的"分离"，因为后者是"全"或"无"的关系，而前者的"消失"却可以通过增大刺激强度而复现。这种刺激参数设置的不一致及 AMR 潜在的定量特性，可能是不同学者在解读 AMR 术中变化与术后疗效之间的关系时存在争议的原因之一。

鉴于此前尚没有文献专门从 AMR 的术中刺激强度或诱发阈值的变化着手探索 AMR 和 HFS 在减压过程中的变化关系和机

制，2014 年我们尝试通过对 AMR 的诱发阈值在术中的变化进行定量化的追踪和记录，分析传统的定性监测结果与患者疗效之间不一致的可能原因，从而提供改进 AMR 监测方法的思路。该临床研究纳入 72 例在中日友好医院神经外科行 MVD 治疗的 HFS 患者，术中采用 1 ～ 100mA 刺激强度的单方波由弱至强轮替诱发 AMR，手术中全程定量记录患者 AMR 的诱发阈值和主波波幅，根据其变化情况将 AMR 诱发阈值的变化分为五种类型：A 型（稳定消失型）、B 型（阈值大幅波动型）、C 型（阈值小幅波动型）、D 型（单纯波幅下降型）和 E 型（稳定存在型）。作为对照，同时模拟传统的定性监测法将该 72 例患者术中 AMR 的变化分为两型：消失型和未消失型。根据患者术后面部痉挛症状的残留情况，将患者分为三组：立即治愈组、延迟治愈组和未治愈组。收集患者的术后随访情况，对比在定量监测法和定性监测法下，两种不同的分类方式与术后随访结果的关系。研究结果：①术后平均随访时长 27 个月，立即治愈 44 例，延迟治愈 24 例，未治愈 4 例。②定量监测时，各分型的患者人数：A 型（稳定消失型）26 例，B 型（阈值大幅波动型）12 例，C 型（阈值小幅波动型）16 例，D 型（单纯波幅下降型）13 例，E 型（稳定存在型）5 例；模拟定性监测时，两个分类的患者人数分别为：消失型 41 例，未消失型 31 例。③按照定量监测分型，立即治愈组内 44 例患者术中电生理变化的各型分别占比为：A 型 57%（25/44）、B 型 16%（7/44）、C 型 9%（4/44）、D 型 16%（7/44）和 E 型 2%

（1/44）；延迟治愈组内 24 例患者术中电生理变化的各型分别占
比为：A 型 4%（1/24）、B 型 21%（5/24）、C 型 50%（12/24）、
D 型 25%（6/24）和 E 型 0%（0/24）；未治愈组内 4 例患者术
中电生理变化的分型均为 E 型 100%（4/4）；三个临床结局组间
两两比较时，分型构成比的差异均有统计学显著性意义。④按照
定性监测分型，立即治愈组内 44 位患者术中电生理变化的各型
分别占比为：消失型 66%（29/44），未消失型 34%（15/44）；延
迟治愈组内 24 位患者术中电生理变化的各型分别占比为消失型
50%（12/24），未消失型 50%（12/24）；未治愈组内 4 位患者术
中电生理变化的分型占比：未消失型 100%（4/4）；三个临床结
局组间两两比较时，分型构成比的差异均无统计学显著性意义。
研究结果表明：①采用全程宽幅调整刺激强度的定量监测方式能
够发现 AMR 在术中的多种变化类型，相比传统的定性监测具有
更好的分辨能力；② AMR 诱发阈值的变化可能反映了患者面神
经核团兴奋状态的变化，而不是直接反映责任血管与面神经 REZ
是否处于接触状态。

据此我们认为，基于"短路学说"来定性观察 AMR 时，术
者容易着眼于责任血管和面神经 REZ 之间是否存在物理接触，
而忽略了核团兴奋性变化的滞后性和波动性，因而理想化地要求
监测人员仅仅提供 AMR 或"有"或"无"的二分类信息，由此
很可能出现与预测结论相悖的病例，进而引发临床医师的极大困
惑，甚至导致不恰当地进一步盲目扩大操作；在较大的刺激强度

范围内（1～100mA）全程定量监测 AMR 诱发阈值的变化能够评估患者术中面神经核团兴奋状态的变化，从而更精准地预测患者的临床结局；因此，AMR 在 HFS MVD 中的真正角色应该处于辅助地位，而绝非"金标准"。

我们曾经研究过 HFS MVD 术中 AMR 变化与手术疗效的相关性，回顾性分析了 2014 年 1 月—2014 年 12 月一年间在中日友好医院神经外科由单一术者实施 MVD 治疗的 227 例 HFS 患者，术中均行 AMR 监测。根据 MVD 减压结束时的监测结果分为 AMR 消失组（A 组）、AMR 未消失组（B 组），对比分析该两组的即刻治愈率与随访至少两年的长期治愈率。结果：A 组总计 178 例（78.4%）患者，B 组 49 例（21.6%）；所有患者随访 31～44 个月，平均 36.9 个月；B 组即刻治愈率（59.2%）低于 A 组（82.6%），延迟治愈率（34.7%）高于 A 组（18.5%），均存在统计学显著性差异（$P < 0.05$）；B 组总治愈率（93.9%）低于 A 组（98.9%），但无统计学显著性差异（$P > 0.05$）。结论：MVD 治疗 HFS 术中 AMR 完全消失的患者更有可能获得即刻治愈；AMR 未消失并不一定预示手术无效，但患者术后延迟治愈的可能性增大。Hatem 和 Sindou 分析 33 例 HFS 患者的 AMR 术中监测与术后的转归关系，在 1～3 年的随访中，手术结束时 AMR 波仍存在的 10 例患者全部治愈，而 23 例 AMR 波消失的病例中有 1 例复发，其余亦均治愈，因此得出 AMR 波手术结束时是否消失无助于对患者最终治疗效果判断的结论。朱宏伟等研究表明，AMR 消失组的疗效明显好于 AMR 未消失组。而在 Thirumala 的研究中，充分减压后 AMR 波仍然存在的患者也会获得良好的最终转归，与本研究结果一致。

在我们的另一项旨在探讨 MVD 治疗 HFS 术中关闭硬脑膜后本已消失的 AMR 再次出现时的处理策略的临床研究中，中日友好医院神经外科于 2014 年 1 月—2018 年 1 月在采用 MVD 治疗并在术中应用 AMR 监测的 3218 例 HFS 患者中，有 2640 例减压后 AMR 消失且无再次出现（AMR 消失组），有 189 例 AMR 本已在减压操作完成后消失，但在硬脑膜缝合后 AMR 再次出现，是为 AMR 复现组，对 AMR 复现组患者术者均未再次手术探查减压。结果：两组间比较总治愈率没有统计学显著性差异，但是在延迟治愈率方面，AMR 复现组明显高于 AMR 消失组（48.1% vs 14.8%，$P < 0.001$）。据此我们认为，MVD 治疗 HFS 术中关闭硬脑膜后原本已消失的 AMR 再次出现时不需要立即重新手术探查仍可保证优良疗效，并有较大概率获得延迟治愈，对其疗效评价应至少延长至术后一年。

综上所述，部分 IONM 技术已经在 MVD 中得到了广泛应用，但这些监测手段仍然存在局限性。这种局限性在客观上与监测仪器软硬件和周边电磁环境相关，在主观上更多地涉及电生理技师细致的规范操作和经验，以及手术团队对监测指标的正确解读。同时我们也应当认识到，监测电生理指标的临床价值来源于其信号所反映的电生理机制与目标疾病（包括原发病和手术并发症）的病理机制之间存在的相关性，而之所以存在局限性也是由于其电生理机制和目标疾病的病理机制之间尚存在差异性。意识到二者的相关性和差异性，需要手术医师和电生理技师以一种辩证的思维去看待 IONM 在 MVD 中的辅助地位，既不应该低估其价值，也不能完全依赖监测指标来进行手术决策。手术团队内部的互相信任来源于良性的信息反馈和共同的学习进步，监测技师应当快速、客观地描述信号的改变，而手术医师也应当避免将疗效好坏与并发症是否发生的责任全部推卸给监测人员。归根结底，术者对 MVD 本质的充分理解、持续的实践经验积累和细致耐心的操作习惯才是 MVD 疗效满意的根本保障。同时，IONM技术的使用价值也可以通过监测仪器软硬件的革新、操作方法的规范与改进来进行提高。我国有最多的脑神经疾病人群和发展最快的手术医师及 IONM 技师队伍，对 IONM 的进一步研究将有助于对脑神经疾病本质的深入理解，不断提高 MVD 的有效性和安全性，进而造福更多的患者。

38. 延迟治愈与疗效判断

很多 HFS 患者在 MVD 术后症状不能立即消失，需经过一段时间后症状才逐渐消失。既往文献中不乏 HFS MVD 术后延迟治愈的报道，其发生率多在 13% ～ 50% 范围内，最高为 61.8%。延迟治愈的时间范围为 6 个月至 2 年，但症状在术后 1 年以上消失的仅占 5.6%。例如，Sindou 等曾报道过术后 3.5 年面部抽动才消失的病例，国内有文献报道 1 例 72 岁女性患者术后延迟治愈时间长达 4.5 年。Shin 等报道了 226 例行 MVD 治疗的 HFS 患者，术后 1 周治愈率为 61.5%，3 个月后上升到 74.8%，6 个月后上升到 82.7%；在 187 例治愈的患者中，面部抽动症状术后当天即消失的占 62.6%，延迟治愈占 37.4%，平均症状持续时间 73 天，术后 1 个月内消失的占 61.4%。而 Oh 等发现 MVD 术后延迟治愈比例达到 60.7%，平均时间为 74.6 天，且有 1 例患者 MVD 术后经 1.5 年症状才完全消失。Ishikawa 等报道的 175 例患者中 50% 存在延迟治愈现象，时间为 1 个月者占 58%，3 个月占 70%，8 个月占 93%，超过 1 年的占 7%，最长者达 810 天。Goto 等报道的 131 位患者中发生延迟治愈 24 例（18.3%），在治愈时间上，痉挛在 1 个月内消失的 9 例（37.5%），1～3 个月 5 例（20.8%），3～6 个月 3 例（12.5%），6～10 个月 2 例（8.3%），10～12 个月 5 例（20.8%）。Jo 等报道了 1997—2007 年行 MVD 的 801 例 HFS 患者，在随访中有 11 例在 3 年内逐渐治愈，占 1.3%；1 例术后延迟治愈时间大于 3 年，占 0.1%；58 例在 3 年中未治愈或出现复发。Terasaka 等报道了 114 例行 MVD 治疗的 HFS 患者，最终 107 例（93.9%）达到治愈，最终治愈者中出现延迟治愈现象者有 42 例（39.2%），在术后 1 周、1 个月、3 个月内痉挛消失率分别为 70%、80%、97%。袁越等回顾性分析了 1200 例患者，有 305 例（25.4%）术后出现延迟治愈。因此，多数学者建议对术后患者应持续随访至少 12 个月。

Shin 等发现延迟治愈时间与 HFS 病程显著正相关 [延迟治愈时间（天）=0.014× 病程（年）+7.83]。袁越等在研究中还发现病史较长（5 年以上）、术中发现责任血管为多个血管，以及血管动脉硬化明显者术后延迟治愈发生率较高。国内另有学者研究认为，延迟治愈时间与患者年龄、病程和术后抽动程度呈正相关，得出公式为：延迟治愈时间（天）=98.98+ 年龄（年）×2.44+ 病程（年）×5.35。以上 2 个公式均表明，术前病程时间越长，术后出现延迟治愈持续的时间越长。王晓松等报道 HFS MVD 术后 300 例延迟治愈患者中，11 例术后抽动症状加重，54 例抽动程度与术前相同，其余 235 例（78.3%）患者术后抽动程度减轻；术后面部抽动明显减轻者延迟治愈时间更短，症状加重者延迟治愈时间更长。

关于 HFS MVD 术后延迟治愈的内在机制，Hatem 等提出，在延迟治愈的患者中，受责任血管压迫的面神经根出现的脱髓鞘改变及面神经核兴奋性的恢复正常都需要一定的时间。Ray 等认为延迟治愈与责任血管对面神经的压迫程度有关，在术中可以观察到面神经根部存在责任血管压迫造成的深浅不等的压迹，对于压迹较深的患者，即使经手术解除血管压迫，面神经根髓鞘的再生不可能在短期内恢复正常，故受压的神经纤维之间仍会存在一定程度的短路效应，故而 HFS 仍会持续一段时间。面神经核机制的解释：责任血管对面神经根部的长期搏动性压迫间接提高了面神经核的兴奋性，并不断发出异常冲动形成局部电流，这种冲

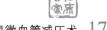

动积累到一定程度就会发生一次动作电位，通过兴奋－收缩耦联引起面部肌肉的抽动。当压迫效应解除后，已经出现功能亢进的面神经核不能立即恢复正常，而是需要经过一个缓冲期，但这个缓冲期时间从几天到几年不等，故延迟治愈的时间也不能很好地确定。Sindou 等也提出，延迟治愈现象恰恰说明了面神经核的兴奋性需要一段时间才能完全恢复正常的推测。Ishikawa 等对 HFS 患者进行术后神经电生理随访检查，发现面神经的电生理状态在术后继续改善，这或许是一种间接的支持证据。Terasaka 等对影响延迟治愈的可能因素进行了多变量统计学分析，发现术前曾经行抗痉挛治疗且有效是延迟治愈的唯一预测因素。作者分析，抗痉挛治疗阳性者相较于阴性者，其面神经核兴奋性增高在 HFS 发生中占主要因素，而术后面神经核阈值回归正常或许需要几个月的时间，提示面神经核兴奋性增高在延迟治愈发生机制中起着重要作用。同时 MVD 操作本身就有可能导致面神经水肿，神经本身存在的血管压迫性损伤再加上神经水肿可能导致术后症状加重或持续一段时间，待水肿消退、神经功能恢复正常后痉挛方可彻底消失。Chang 等认为尽管面神经根部得到了充分的减压，但仍有可能受到垫棉的持续压迫或 CSF 的不断冲击，这种轻微的压迫可能导致面神经功能恢复过程减缓，从而出现术后延迟治愈。有学者对 2007—2011 年行 MVD 的 410 例 HFS 患者进行了随访，将其按责任血管不同分为小血管压迫组和椎－基底动脉压迫组，小血管压迫组延迟治愈率为 26.0%（72/277），椎－基底动脉压

迫组延迟治愈率为 39.1%（52/133），两组差异有统计学显著性意义。明兴等对 230 例 HFS 行 MVD，术后 69 例（30.0%）出现延迟治愈；其中小血管压迫组延迟治愈率为 26.2%（43/164），明显低于椎－基底动脉压迫组的 39.4%（26/66），且有统计学显著性意义（$P < 0.05$）。椎－基底动脉压迫组延迟治愈率明显高于小血管组，可能是因为粗大、硬化的椎－基底动脉造成的压迫较重，面神经根脱髓鞘病变及面神经核兴奋性异常增高较严重，即使手术已做到充分减压，但面神经根的完全再生修复及面神经核兴奋性的逐渐恢复仍需一段时间。此外，椎－基底动脉压迫组手术操作空间相对狭小，血管的搏动性冲击可能通过 CSF 或者垫棉向面神经根部传递，这对之前所述的假说或许有所佐证。

AMR 是 HFS MVD 术中最为常用的神经电生理监测指标。部分学者发现在 HFS MVD 术中一旦减压充分，典型的 AMR 波就立即消失，故而将 AMR 波作为减压是否完全的一种客观电生理学指标，用于判断术中减压是否充分，并预测术后症状即刻缓解情况。Sekula 等在 2009 年进行的一项 Meta 分析中回顾了 978 例患者资料，得出 AMR 消失组患者的术后长期随访缓解率是 AMR 持续存在组患者的 4.2 倍。Thirumala 等在 259 例 HFS 患者临床回顾性研究中发现，在 MVD 术中 AMR 消失组的患者中，术后 24 小时、出院前（3.91 ± 1.98）天、随访期（4.54 ± 2.32）年中分别有 94.7%、94.2%、93.3% 的患者获得缓解，而在 AMR 持续存在的患者中，概率分别为 67.3%、79.6%、94.4%，二者的区别在术后 24 小时和出院前均有统计学显著性意义，但在随访期中没有显著差异；最终认为 AMR 对最终治愈率影响不大，而对短期治愈预测更为可靠；可见术中波未消失的患者更容易延迟治愈。Kong 等分析了 300 例患者资料，其中 263 例可于术中观察到 AMR；在 AMR 消失组的患者中，术后 1 周、3 个月、1 年随访中分别有 65.2%（150/230）、77.4%（178/230）、90.4%（208/230）的患者获得缓解；在 AMR 持续存在的患者中，术后 1 周、3 个月、1 年随访中分别有 51.3%（17/33）、57.6%（19/33）、66.7%（22/33）的患者术后症状完全缓解，两组差异在 1 周内的随访中没有统计学显著性意义（$P > 0.05$），但在 3 个月及 1 年随访中有显著差异。Joo 等研究发现在术后 1 周的随访中，术中 AMR 消失与术后 HFS 的消失有关；而术后 6 个月的随访中，又得出术中 AMR 改变与术后 HFS 的长期预后并不总是相关的结论；最终认为 AMR 监测的效用有待商榷。Terasaka 等分析了 34 位 MVD 术后患者，29 例患者 AMR 消失，其中 8 例延迟治愈；5 例患者 AMR 持续存在，其中 1 例为延迟治愈；AMR 的消失与否与延迟治愈之间没有统计学显著性意义；他认为 HFS 可能同时存在多个发病机制，如果 AMR 由血管神经接触点的侧向扩散反应引起，即使面神经核兴奋性增高占 HFS 主要因素的患者术后 AMR 消失，其 HFS 也将持续存在。国内有学者研究认为面神经根充分减压后 AMR 异常波完全消失常预示优良的即刻疗效，而异常波无变化或波幅下降但未完全消失提示术后发生延迟治愈的可能。关于

MVD 前后 AMR 阈值变化与延迟治愈的关系，Møller 和 Jannetta 认为 MVD 后 AMR 未消失的患者中，AMR 阈值提高 ≥ 1 倍者较阈值提高不足 1 倍者的疗效更好，MVD 前后刺激阈值变化愈显著，疗效愈好，术后治愈时间愈早。

中日友好医院神经外科单一术者统计的 415 例 HFS 患者中 267 例（64.3%）MVD 术后 HFS 症状立即消失，106 例（25.5%）患者术后面部仍有不同程度抽搐症状或症状消失数天后复现，复现的症状大部分较术前减轻。该 106 例患者的 HFS 症状在术后 7 天至 8 个月完全消失，平均 6 周。所有患者随访 1 ～ 4 年，平均 2.3 年，症状完全消失 364 例（87.7%），症状明显减轻但未完全消失 33 例（8.0%），无效 9 例（2.2%），复发 9 例（2.2%），总有效率 95.7%。针对该组患者的多因素分析表明：延迟治愈与立即治愈两组之间在性别、年龄、责任动脉三变量方面 Sig > 0.05，即患者性别、年龄和责任动脉的粗细与术后是否发生延迟治愈无关；在病史长短、症状轻重、有无动脉硬化及术中监测 AMR 消失与否这四个变量方面，其 Sig < 0.05，即病史越长、症状越重、术中发现有动脉硬化及术中监测到 AMR 未完全消失的患者术后更容易出现延迟治愈。双变量相关性检验分析表明，延迟治愈持续时间与患者病史长短、症状轻重程度有高度的相关性，其相关系数分别为 0.916 和 0.303；与术中是否发现颅内动脉硬化也显著相关，相关系数为 0.100，即病史越长、症状越重或有颅内动脉硬化的患者，一旦发生延迟治愈，其持续时间越长。

应用线性回归方法分析延迟治愈持续时间与患者性别、年龄、病史、症状轻重程度、责任动脉及动脉硬化之间的数学关系，发现延迟治愈持续时间与术前病程呈一定正相关性，即术前病程越长，一旦发生延迟治愈，症状完全消失所需时间越长，并得出二者之间关系的具体回归方程为：延迟治愈持续时间 $=8.804 \times$ 病史年 $-$ 4.662。我们的发现将有助于手术疗效的观察与正确判断，并可通过术前病史的长短大致推测出延迟治愈的持续时间。另外，本组有 268 例患者在术中进行了 AMR 监测，发现该波形变化对术后延迟治愈的预测有一定意义，这与 Joo 等的研究发现基本一致。我们认为，AMR 异常波完全消失者常预示优良的即刻疗效，而异常波无变化或是波幅下降但未完全消失者可提示术后延迟治愈发生的可能，在这种情况下，需要耐心探查面神经出脑干区有无责任血管遗漏或减压不彻底，只要术中明确血管压迫并满意减压，可不必担心疗效，耐心随访观察即可。

　　HFS MVD 术后延迟治愈现象的客观存在与手术预后的判断直接相关，并且影响到医师对疗效不佳的患者实施二次手术时间节点的抉择。由于延迟治愈时间长短不一，文献中对于术后 HFS 未消失的患者接受再次手术的时间节点也报道不一，从术后即刻到 3 年乃至更长时间不等，大部分学者认为应在半年以上。Sindou 等提出再次进行二次手术前至少需要随访 1 年以上。亦有学者提出如果术后超过半年症状无缓解甚至持续加重或已超过 2 年面部仍有抽动者应考虑再次手术探查；对于年龄较大且病程较长者，需适当延长随访时间。Joo 等研究认为术中 AMR 消失和相对严重的压痕预示良好的远期预后，此类患者如疗效不佳亦可持续随访，3 年后无效再考虑行二次 MVD。Kong 认为，因为 AMR 很有可能在 1 年以上的时间消失，二次 MVD 之前等待足够的时间十分重要；但如果术中没有发现责任血管，术后 AMR 持续存在，建议可行二次 MVD。国内有学者认为若 AMR 术后无变化或波幅下降但未完全消失，需要耐心探查 REZ 区有无责任血管遗漏或减压不彻底；只要术中血管压迫明确并满意减压，即使 AMR 没有消失也不必反复探查以免增加面、听神经发生副损伤的风险，可耐心随访，等待延迟治愈。Terasaka 等研究发现 97% 延迟治愈患者在 3 个月内症状完全消失，提出二次 MVD 至少等待 3 个月。与上述观点不一致的报道甚少，如 Li 认为如果术后 HFS 症状无缓解甚至加重，同时医师认为术中减压不彻底时即可考虑二次手术。也有学者建议对术后 HFS 存在的患者行 AMR 检查，阳性者应立即行二次手术，阴性者可继续观察。

综上所述，MVD 术中针对责任血管的正确判断和精确的减压操作确实能提高手术总体治疗效果，但不会明显降低延迟治愈的比例。我们认为有学者提出术后 3 天 HFS 症状不见缓解即判断为手术无效需立即进行二次手术探查的做法是错误的。对于有丰富 MVD 手术经验的医师而言，完全不需要对术后即刻疗效不佳的患者进行短期内的二次 MVD 手术。鉴于延迟治愈现象的存在，建议对 MVD 术后 HFS 患者持续随访至少 1 年后再评价疗效。关于 MVD 治疗 HFS 术后延迟治愈现象的进一步基础和临床研究，将有助于我们在更深的层面上认识 HFS 疾病的本质，并进而提高其手术治疗效果。

39. 延迟治愈静止期

部分 HFS 患者虽然在 MVD 术后症状立即消失，但几天之后再次出现，再过一段时间后又逐渐消失，这种术后短暂的 HFS 症状消失时间段被称为静止期（silent period）。有学者根据患者术前 HFS 病程及 MVD 术后静止期特点对其进行了分类。Li 将 HFS MVD 术后症状变化过程分为四型；1 型，术后症状立即消失；2 型，术后症状减轻，在 7 天到 2 年内逐步消失；3 型，术后症状虽然立即消失，但在 3 天内复现，以后逐步消失；4 型，术后无效。其报道的 545 例患者中，1 型占 87.9%，2 型和 3 型为延迟治愈患者，占总体的 11.7%；有静止期的 3 型患者占总体的 4.2%，占延迟治愈患者的 36%；延迟治愈者症状消失时间在 2 周内、3 个月内、6 个月内和 1 年内的分别为 38%、69%、87% 和 98.3%。Oh 等的类似分型为三型；1 型，术后症状立即消失；2 型，术后症状延迟消失，又分为 2a 型（有静止期）和 2b 型（无静止期）；3 型，抽动不典型消失，静止期较 2a 型静止期明显延长。报道的 89 例患者术后症状持续时间为 0～900 天，1 型、2a 型、2b 型和 3 型的比例分别为 38.2%、48.37%、12.4% 和 1.1%，仅 2 型就占了 60.8%；症状消失时间平均为 115.1 天，中位数时间为

42 天；静止期 1 ～ 10 天，平均 2.4 天；3 例患者延迟治愈时间超过了 2 年。王晓松等报道 HFS MVD 术后延迟治愈时间平均为 129 天，中位数时间为 50 天；在 300 例延迟治愈患者中 128 例存在静止期，占 42.7%；静止期平均为 1.36 天，最长达 62 天；57.3% 的患者静止期不超过 24 小时。

关于静止期的机制目前尚不清楚。神经电生理监测面神经 F 波可通过测定运动神经元的兴奋性和传导性对 MVD 术中面神经的保护起到帮助作用。Ishikawa 等通过对存在静止期的患者行 F 波监测，发现大部分患者在静止期内存在一定程度的面瘫，这类患者术中往往操作难度较大而对面神经造成机械牵拉性损伤，提示术中操作所导致的面瘫可能是静止期出现的主要原因。值得注意的是，对于部分患者，若面瘫恢复时间过长，亦可能会掩盖其可能存在的短暂的延迟治愈过程，给人以立即治愈的假象。因此，延迟治愈（包括出现静止期者）的实际发生率可能还要更高一些。

鉴于国内外尚无关于 HFS MVD 术后延迟治愈静止期的系统临床研究，我们针对 2014 年 11 月—2017 年 11 月中日友好医院神经外科单一术者行 MVD 治疗的 522 例临床资料完整的 HFS 患者的临床资料，研究分析术后存在延迟治愈静止期患者的临床特点，同时探讨患者性别、年龄、病程、HFS 侧别、术前 HFS 症状严重程度、责任动脉种类、责任动脉硬化、蛛网膜增厚粘连、后颅窝容积、困难减压等因素与延迟治愈静止期的相关性，采用单因素分析和多因素 logistic 回归分析确定 HFSMVD 术后延迟治愈静止期的独立危险因素。522 例患者随访 12～48 个月，平均 29 个月，437 例（83.7%）术后即刻治愈，从中采用系统抽样方法随机抽取 100 例设为即刻治愈组；522 例患者中出现延迟治愈者总计 73 例（14.0%），其中延迟治愈静止期组 35 例（6.7%，占延迟治愈患者的 47.9%），延迟治愈无静止期组 38 例（7.3%，占延迟治愈患者的 52.1%）。静止期持续时间 1～10 天，平均 2.6 天。静止期后 HFS 症状复现并持续 5～182 天（平均 51.1 天）后完全消失。经过单因素分析及多因素 logistic 回归分析对延迟治愈静止期组、延迟治愈无静止期组、即刻治愈组三组患者进行相关因素分析，结果表明延迟治愈静止期的发生与患者性别、年龄、HFS 侧别、HFS 严重程度、责任血管种类、责任血管硬化、后颅窝容积等因素无关，与手术区域蛛网膜增厚粘连、术中困难减压有关。研究表明，HFS MVD 术后延迟治愈静止期的发生与患者性别、年龄、病程、责任动脉种类、责任动脉硬化和后颅窝容积无关；术中发现蛛网膜增厚粘连、困难减压是延迟治愈静止期的独立危险因素，即蛛网膜增厚粘连、困难减压的患者更容易出现延迟治愈静止期。蛛网膜增厚粘连和困难减压均可能增加术中对面神经根及 REZ 的人为骚扰、损伤，造成暂时性面瘫，面瘫恢复后 HFS 重新出现，然后再经过一段时间彻底治愈。因此，本研究结果也支持手术造成的面神经损伤是延迟治愈静止期的原因。HFS MVD 术后延迟治愈静止期并不少见，此现象的客观存在提示不可将 HFS MVD 术后症状短暂消失后又复现的患者误认为因为"垫棉滑脱或移位"而导致复发、进而错误进行早期再次手术。本临床研究结果对于我们进一步深入理解脑神经疾病发病机制和 MVD 的内涵也具有一定价值。

40. 再次手术仍然是治愈首次术后无效或复发面肌抽搐的唯一方法

MVD 治疗 HFS 有 1% ～ 6% 的患者术后无效，而 MVD 治疗 HFS 术后复发定义为术后一段时间内完全治愈，然后又出现症状，重现的痉挛可以比术前轻、重或相同，术后治愈期应超过 1 年。有学者将症状在 1 年内再现者定义为未愈，而将 1 年后的症状重现定义为复发。综合国外文献，MVD 术后 HFS 复发率为 1.3% ～ 20%。Payner 等复习文献发现，在获 2 年以上长期随访的 571 例患者中，MVD 术后复发率平均为 7.0%，其中 86% 发生于术后 2 年内，2 年后的复发率仅为 1%，认为 MVD 术后 2 年内未复发即可认为治愈。而 Fukushima 对 2890 例 MVD 平均随访 10 年，发现 HFS 复发可发生于术后 1 ～ 8 年任何时间而不仅是集中于 2 年内。Kondo 将其收治的 751 例 HFS 患者划分为 A（1976—1986 年）和 B（1987—1991 年）两组，进行 5 ～ 20 年的随访，结果为：B 组（89%）治愈率高于 A 组（84.2%），复发率为（A 组 8.9%，B 组 6.9%），强调术者的经验和术中的正确操作对手术结果有重要影响。

综合文献报道，手术无效的主要原因：①面神经 REZ 显露不佳影响对责任血管的正确识别；②手术探查过程中责任血管移位造成识别困难；③将仅与面神经简单接触或与其并行的血管误认为责任血管；④遇到责任血管为粗大硬化 VA 或有多条短小穿动脉时放置垫棉困难，未能充分减压；⑤置入垫棉过多或置于面神经 REZ 而构成新的压迫。对术后无效的患者施行二次 MVD 原则上应是有效的。由于部分患者延迟治愈情况的存在，建议不必急于对无效患者施行二次手术，而至少应随访 12 个月以上。

术后复发的主要原因：①垫入物脱落或移位；②新的责任血管构成压迫；③所垫的明胶海绵或肌肉块被吸收；④垫入物过薄或变薄，仍可将责任血管的搏动性冲击压迫传导至面神经 REZ；⑤局部蛛网膜粘连对面神经根形成包裹性压迫；⑥垫入物放置位置不当和（或）大小不合适，周围粘连后导致责任血管的搏动性冲击可通过垫入物传导重新对 REZ 形成压迫。因此，首次 MVD 时选择合适的垫入物和垫入位置可有效防止复发，一旦复发后再次手术仍有效。Engh 等对 41 例首次 MVD 治疗无效或复发的病例再次手术探查时发现垫棉放置不当或大小不适可能是复发的原因，且其再手术治愈率为 70.6%，总有效率为 94.1%。

首次 MVD 治疗 HFS 无效或复发后可实施二次 MVD，但会因为局部蛛网膜粘连、解剖关系不清而使手术难度和风险增大，疗效降低，术中剥离时对神经或其滋养血管的损伤导致术后发生听力障碍、面瘫等并发症的概率明显增加。

对首次 MVD 术后无效或复发的患者实施再次手术时，需要注意以下几点：①按前次手术切口切开，尽可能减少使用电凝，以防术后切口不愈合。②稍扩大骨窗，显露至正常的硬膜。③钝锐结合剥离小脑表面的粘连，要严格沿小脑表面逐步剥离进入。④以听神经或后组脑神经为标志物，确定手术区域。⑤尽可能按标准入路进行操作，即锐性剥离后组脑神经根部和面、听神经及桥延沟表面的蛛网膜，显露面神经 REZ，探查、分析前次手术无效或复发的原因。⑥及时地调整显微镜光轴的角度和少许旋转患者头部位置，即能获取良好的术野显露，而不必强力牵拉小脑半球和神经。⑦缺乏 MVD 经验的术者，其通常做法是将垫棉放置在面神经的远端段与血管之间，而位于 REZ 的主要责任血管被遗漏；此时，将责任血管游离后推移，放置垫棉即可获得满意手术效果；而前次手术放置的垫棉，由于其与神经、血管粘连紧密，为避免损伤，多无须处理。⑧如前次手术放置的垫棉过多，则可沿面神经根部锐性剥离垫棉，并分块去除之；因责任血管已与周围组织粘连固定，垫棉部分取出后血管不会发生复位；如前次手术放置的垫棉过少，或责任血管推移不够，血管或垫棉仍与 REZ 接触，可沿神经表面剥离，尽可能将血管游离后推移离开 REZ。⑨对于粗大迂曲的 VA 或血管袢过长的责任血管，采用责任动脉悬吊法能牢固固定血管，从而使神经获得充分的减压。

再次手术时对前次手术放置垫棉的处理原则：由于垫棉具有良好的组织相容性，往往与神经、血管粘连紧密，剥离极为困难，强行剥离极易造成损伤，如垫棉不妨碍再次手术操作，则无须特殊处理；如需要取出垫棉，应从神经或脑干一侧剥离，神经达到减压范围即应停止剥离，无须试图完全取出垫棉。术中实时的神经电生理监测能及时提醒术者神经受到干扰，并能提示神经获得减压的程度，对判断手术后效果有一定指导意义。

为研究首次 HFS MVD 术后无效及复发患者进行二次手术后的疗效，我们对 210 例首次 MVD 术后无效及复发的 HFS 患者（其中无效者 118 例、复发者 92 例）施行二次 MVD，均由同一位术者实施手术，根据术中局部组织结构改变总结首次术后无效和复发的原因，并对二次术后患者进行随访以考察二次术后效果。无效者二次 MVD 术后总有效率 91.5%（108/118），暂时性面瘫发生率 17.8%（21/118），随访期内未恢复的面瘫发生率 4.2%（5/118），随访期内未恢复的严重听力障碍发生率 5.1%（6/118），暂时性后组脑神经功能障碍发生率 2.5%（3/118）。复发者二次 MVD 术后总有效率 94.6%（87/92），暂时性面瘫发生率 10.9%（10/92），随访期内未恢复的面瘫发生率 3.3%（3/92），随访期内未恢复的严重听力障碍发生率 4.34%（4/92），暂时性后组脑神经功能障碍发生率 3.3%（3/92）。从以上结果可以看出，二次手术有效率较首次手术稍低，而并发症发生率增加。应该根据首次手术情况和二次术中所见采用不同的手术策略治疗首次 MVD 术后无效及复发的 HFS 患者，依然可获得较好的效果，但是应注意保护脑神经功能。

41. 面神经根解剖变异与面肌抽搐

在施行 HFS MVD 过程中应谨记在面神经根部必定有血管构成压迫，而术者的唯一任务就是发现并将其推离神经根部。在 MVD 术中应充分认识 REZ 减压在 MVD 术中的重要性，把 REZ 的充分减压作为第一要旨，因此，对 CPA 区面听神经 REZ 解剖的熟悉至关重要。面神经自中枢发出区的内侧边界通常位于桥延沟，在中线旁开 12mm（9 ～ 14.5mm）处；听神经入脑部位的内侧缘为中线旁开 15mm（13 ～ 17.5mm）、面神经出脑部位的外侧方 1.4mm（0.5 ～ 2mm）；94% 的听神经 REZ 宽 3.3mm（2 ～ 5mm）。因此，解剖学上的面、听神经 REZ 应该是紧密相邻的。

中日友好医院神经外科近年来大宗 HFS 术中探查发现，CPA 面神经根解剖变异并不少见，面、听神经 REZ 之间常可见数毫米的间距，但面神经根 REZ 异位至距离听神经 REZ 大于 10mm 者极为罕见，此前文献中尚未见报告。2000 年 10 月—2008 年 3 月由中日友好医院神经外科单一术者采用 MVD 治疗的 1221 例 HFS 病例中，10 例（0.8%）术中探查发现面神经根存在解剖变异，面神经根出脑干区距离听神经根进脑干区均大于 10mm；均采用 MVD，其中 4 例术中采用责任动脉悬吊法；9 例患者术后痉挛立即消失，1 例患者术后痉挛减轻但未消失，随访 5 个月完全消失；所有患者随访 2 ～ 96 个月，平均 26.8 个月，复发 1 例，治愈率 90%；术后并发症包括：中度面瘫 2 例，1 例恢复正常，1 例随访期间恢复为轻度，展神经麻痹致复视 3 例，2 例随访期间恢复正常，1 例仅随访 3 个月，有好转，患侧听力丧失 1 例，随访 21 个月未恢复。本组病例术中探查结果表明，不论面神经根异位至何处，动脉性血管压迫仍然是此类患者 HFS 的根本病因，而且 CPA 面神经根解剖变异很可能是导致形成压迫的主要原因，采用 MVD 术治疗可获良效。本组 10 例中有 7 例听神经 REZ 附近并无任何动脉通过，10 例都是在异位后的面神经 REZ 发现有明确动脉性血管压迫，有 6 例严重的压迫甚至导致面神经 REZ 压迹及面神经轴向位移。由于面神经根解剖变异后多向听神经 REZ 内下方异位，更靠近颅底，由于解剖位置关系的原因，压迫责任血管多为 PICA 主干或分支，而少见 AICA。

熟悉局部显微解剖、掌握娴熟锁孔显微手术技巧和积累丰富手术经验是保证手术安全有效的前提。面、听神经 REZ 之间有数毫米的间距对术者术中判断、手术操作、减压效果、并发症发生率等都不会带来显著影响。但当面神经根 REZ 异位至距离听神经 REZ 大于 10mm，甚至面神经经内耳门之外的单独无名骨孔出颅时，情况就发生了根本的变化：①经验欠丰富的术者既往一般都是将听神经作为面神经的定位标志，当发现听神经 REZ 附近没有面神经时，往往会出现面神经解剖上的定位困难和判断失误；②面神经根异位后其 REZ 多位于听神经根 REZ 更内下侧，术野更深，手术操作难度增大，术后发生面瘫的概率增加；③异位后的面神经根在解剖上多更靠近展神经，术后易出现一过性展神经麻痹；④面神经 REZ 远离桥延沟后偏于脑干腹侧，此处往往空间较宽广，用垫棉将责任血管推离 REZ 后在血管与脑干之间找不到合适的支点来防止其复位；⑤责任血管多为 PICA 主干或分支，此类责任动脉发出脑干穿动脉或内听动脉的可能性较大，加之操作上的困难，细小动脉发生痉挛有时在所难免，更易出现听力障碍。

此外，回顾本组病例发现，此类患者发病年龄均较年轻，导致就诊时病程均较长，可能与面神经根解剖异位后更易于受到责任血管压迫从而早期发病有关。

CPA 面神经出脑干区异位至距离听神经进脑干区大于 10mm 者罕见，动脉性血管压迫仍然是此类患者原发性 HFS 的主要病因，采用 MVD 治疗可获良效，但术后发生面瘫、展神经麻痹、听力障碍的概率增加。应用责任动脉悬吊法有利于提高疗效，减少并发症。

42. 显微血管减压术术后即刻面瘫与迟发性面瘫

HFS MVD 术后常见并发症包括患侧听力障碍、面瘫、眩晕、CSF 漏、后组脑神经损伤等，其中，面瘫是其主要并发症之一。虽然既往的资料报道 MVD 术后面瘫的预后良好，无论是否治疗（包括小剂量激素或抗病毒治疗）一般均能得到临床治愈，但对 MVD 术后面瘫的病因、病程及临床特点等方面的研究，有助于加深我们对 HFS 疾病本质的认识和对 MVD 机制的理解，并在此基础之上进一步提高 MVD 手术治疗 HFS 的有效性和安全性。

　　HFS MVD 术后患侧周围性面瘫分为两种类型：术后即刻性面瘫（immediate facial nerve palsy，iFNP）和迟发性面瘫（delayed facial palsy，DFP）。Lee 等定义"即刻"为在 MVD 术后 24 小时内发生的面瘫。目前对 DFP 的"迟发性"虽然并没有一个准确的界定，但因其发病高峰多集中在术后 3 天至 2 周，故其定义可概括为：HFS MVD 术后患侧非即刻、短期内发生的周围性面瘫。针对 HFS MVD 术后面瘫严重程度的评估多采用 House-Brackman（H-B）分级法，主要指标是比较安静及运动（蹙额、皱眉、闭目、动鼻翼、示齿、鼓腮、吹口哨等）时面部两侧对称的程度，观察患侧鼻唇沟消失与口角下垂的程度及有无联动，分为六级：正常为Ⅰ级；轻度面肌运动障碍为Ⅱ级；接近Ⅱ级伴有不同程度联动为Ⅲ级；接近Ⅴ级伴有联动为Ⅳ级；重度面肌运动障碍为Ⅴ级；完全面瘫为Ⅵ级。Lalwani 等将听神经瘤术后迟发性面神经功能障碍定义为较术后即刻 House-Brackman（H-B）分级增加一级或一级以上，从而给 DFP 确定了一个可量化的指标，可以作为 HFS MVD 术后 DFP 诊断和分级的借鉴及参考。按照该指标，若 HFS 患者 MVD 术后即刻就有面神经功能损伤的表现，在术后短期内其 H-B 分级增加一级及一级以上也属于 DFP，但此观点尚未得到广泛认同。

　　HFS MVD 术后面瘫的临床表现同临床常见的贝尔氏麻痹，表现为患侧额纹消失、眼裂扩大、鼻唇沟平坦、口角下垂、口角向对侧歪斜、面部被牵向对侧、患侧流涎、患侧鼓腮不能及讲话漏风等；闭目时患侧眼球转向上内方，露出角膜下的白色巩膜，称 Bell 现象。虽然关于 HFS MVD 术后 DFP 的报告并不多，但在临床实践中此类患者并不少见。Kuroki 和 Lovely 等的资料表明 HFS MVD 术后发生 DFP 的概率为 2.8% ～ 7.5%，发生时间为术后 7 ～ 16 天，平均 12 天，绝大多数可自愈。术后 iFNP 与DFP 在临床表现上并无区别，但 DFP 患者中 H-B 分级级别高者更多见。Ryoong 等对 1524 例 HFS 行 MVD 的患者进行随访，结果发现，265 例（17.4%）患者出现暂时性面瘫，其中 iFNP 有173 例，在术后 8 ～ 28 天（平均 13.1 天）内发生的 DFP 有 92 例；18 例（1.2%）患者遗留永久性面瘫，其中 iFNP 16 例，DFP 2 例；184 例（12.5%）患者出现轻度面瘫，其中暂时性面瘫 181 例（iFNP 121 例，60 例 DFP），永久性面瘫 3 例（iFNP 3 例，DFP0 例）；83 例（5.4%）患者出现中度面瘫，其中暂时性面瘫 78 例（iFNP 47 例，DFP 31 例），永久性面瘫 5 例（iFNP 5 例，DFP 0 例）；16 例（1.0%）患者出现重度面瘫，其中暂时性面瘫 6 例（iFNP 5 例，DFP 1 例），永久性面瘫 10 例（iFNP 8 例，DFP 2 例）；数据分析表明永久性面瘫更易发生于 iFNP 患者，面瘫程度越重，那么面瘫持续的时间就会越长。Min 等通过对 2040 例 HFS 行 MVD 的患者进行随访，结果发现，18 例（0.9%）患者出现 iFNP，其中 H-B 分级Ⅱ级 7 例、Ⅲ级 8 例、Ⅳ级 3 例；149 例（7.3%）患者出现 DFP，出现时间为术后 5 ～ 23 天（平均 11 天），其中Ⅱ级 105 例、Ⅲ级 30 例、Ⅳ级 14 例；iFNP 患者的 H-B 分级要高于 DFP 患者；iFNP 患者康复的中位时间为 15 ～ 270 天（平均 113 天），DFP 患者康复的中位时间为 30 ～ 210 天（平均 48 天），因此 DFP 相较于 iFNP 预后更佳，恢复更快；患者的 H-B 分级越低，预后越好，这种趋势在 iFNP 患者中表现更为显著。Lee 等回顾性分析 310 例接受 MVD 的 HFS 患者资料，无 iFNP，45 例（14.5%）术后出现 DFP，采用对数秩检验评估症状消失时间，通过对有无伴发 DFP 的患者进行逻辑回归分析，比较其临床特征的差异，结果显示，MVD 术后 HFS 即刻治愈的患者 158 例（50.8%），最终治愈的患者共 289 例（92.9%）；45 例 DFP 患者面瘫发生在术后第 1 ～第 44 天，平均 9.67 天，44 例（97.8%）最终完全康复，康复时间为 1 ～ 24 个月，平均 3.9 个月；术后 HFS 即刻治愈的患者并发 DFP 的发生率为 20.9%，明显高于非即刻治愈者（8.4%）。术后无效的 9 例患者和痉挛加重的 1 例患者均未发生 DFP；卡普兰迈耶生存曲线分析显示，术后发生 DFP 的患者 MVD 术后 HFS 治愈的可能性比未发生 DFP 的患者大。可以发现，MVD 术后发生 DFP 有可能成为评估 MVD 术后 HFS 患者预后的指标。

关于 HFS MVD 术后面瘫的总体预后，Larry 等通过对 2000 年 1 月—2011 年 1 月期间发表的关于 HFS MVD 术后面瘫的文献相关数据进行分析，在 5539 例患者中出现暂时性面瘫 528 例（9.5%）和永久性面瘫 49 例（0.8%）。Montava 等对 434 例患者进行随访，术后出现暂时性面瘫 24 例（5.5%）和永久性面瘫

1 例（0.2%）。可以看出，HFS MVD 术后出现的面瘫多为暂时性。Kim 等报道，HFS MVD 术后 DFP 患者术中面肌肌电图和听觉诱发电位监测结果与未出现 DFP 的患者无明显差异，提示面神经在术中并没有出现永久性损伤。因此，DFP 多为面神经功能暂时性失用，面神经纤维本身无断裂，轴索正常结构存在，故 DFP 多能临床痊愈，而不易发展为永久性面瘫。

Barker 等分析 HFS MVD 术后 iFNP 的主要病因是术中直接损伤面神经，提高手术技术、术中监测可能有助于避免面神经损伤。有丰富 MVD 手术经验的术者实施 HFS MVD 术后因面神经损伤所致 iFNP 的概率应小于 5%。

目前关于 HFS MVD 术后发生 DFP 的原因仍然不十分明确，有以下四种假说：①减压材料刺激，损伤面神经 REZ。因为减压材料位置相对固定，如果此假说成立，那么术后面瘫恢复的可能性较小，而绝大部分 DFP 能完全恢复，故该假说成立的可能性较小。②局部血管痉挛引起面神经根微循环障碍。因为责任血管可能发出细小分支支配面神经，术中的牵拉及少量血液渗入蛛网膜下隙都可能引起此类小血管痉挛，影响面神经血供，进而导致 DFP。有学者在 HFS MVD 围手术期应用尼莫地平，发现给药组术后 DFP 发生率为 8.33%（3/36），发病时间为术后（14.26±5.14）天，而对照组术后 DFP 发生率为 11.11%（4/36），发病时间为术后（14.55±5.22）天；给药组术后 DFP 发生率、发病时间与对照组比较无统计学显著性差异（$P > 0.05$）；根据术后 DFP 严重

程度来看，给药组 H-B Ⅱ级 2 例、Ⅲ级 0 例，对照组Ⅱ级 2 例、
Ⅲ级 0 例、Ⅳ级 3 例，二者之间有统计学显著性差异（$P < 0.05$），
围手术期没有应用尼莫地平的患者术后如果出现 DFP 那么会更
严重。另有学者回顾性分析 2009 年 1 月—2012 年 3 月行 MVD
术的 193 例 HFS 患者，根据术后是否应用血管扩张药物分为两
组，实验组（72 例）术后第 1 天起服用尼莫地平，持续 2 周，
对照组（121 例）术后未予以尼莫地平治疗；随访时间为 6～12
个月，比较两组患者术后 DFP 的发生率、发作严重程度、发病
时间及持续时间；结果实验组中有 6 例（8.3%）发生 DFP，发病
时间为（14.5±5.2）天，持续时间为（41.3±14.4）天；对照组
有 11 例（9.1%）发生 DFP，发病时间为（12.2±7.4）天，持续
时间为（55.7±36.4）天；对以上各指标进行组间比较，差异均
无统计学显著性意义；实验组 DFP 中有 H-B Ⅱ级 4 例、Ⅲ级 2
例，对照组中Ⅱ级 2 例、Ⅲ级 6 例、Ⅳ级 3 例，差异有统计学显
著性意义。综合以上报道，血管扩张药物似乎能降低可能发生的
DFP 的严重程度，但并不能降低其发生率。③面神经单纯疱疹病
毒（herpes simplex virus，HSV）或水痘－带状疱疹病毒（varicella
zoster virus，VZV）病毒感染。Hengstman 等报道了 2 例 MVD
术后 DFP 患者，其 CSF 中 HSV PCR 反应为阳性，应用阿昔洛韦
后症状得到快速改善。Lovely 等在部分 DFP 患者的血液和 CSF
标本中发现 HSV IgM 抗体阳性。Furukawa 等报道 1 例 MVD 治
疗的 HFS 患者，在术后第 7 天出现 DFP，其 VZV 抗体滴度显著

提高，行 MRI 增强扫描提示患侧面神经膝状神经节强化，提示 VZV 的再激活是 DFP 的可能病因。但在 Rhee 等报道的 410 例采用 MVD 治疗的 HFS 患者中，44 例术后出现 HSV 感染表现，而这些患者都没有出现面瘫。相较于前两个报道的小样本，后者似乎更有说服力，因此，面神经病毒感染假说在 DFP 病因中的地位尚不明确。④迟发的面神经水肿致使其在面神经管中受压。因减压材料刺激、血管痉挛、病毒感染三个假说都可能最终导致面神经迟发水肿，故该假说似乎更为重要和直接，但导致面神经出现迟发性水肿的确切病因和内在机制值得进一步深入研究。

为深入探讨 HFSMVD 术后 DFP 的相关危险因素，我们回顾性纳入 2006 年 1 月—2016 年 5 月中日友好医院神经外科同一术者收治的 HFS 患者 636 例，均接受 MVD 治疗。其中，50 例（7.9%）发生 DFP，发生时间为术后第 2 ～ 第 60 天，平均 12.9 天（SD=10.0005）。50 例 DFP 患者在 DFP 发生后的 10 ～ 300 天均完全恢复正常，平均 88.7 天（SD=61.389）。将该 50 例 DFP 患者作为病例组，从术后未发生 DFP 的 586 例患者中随机选取 100 例作为对照组。采用单因素和多因素 logistic 分析可能影响 DFP 发生的危险因素。采用 Spearman 检验分析 DFP 发生时间与 DFP 症状持续时间的关系。单因素分析显示，病程是唯一与 DFP 发生相关的因素（P=0.003）；针对 $P<0.2$ 的因变量 [年龄、HFS 分级、病程、术中发现存在蛛网膜增厚和（或）粘连] 以及既往其他研究中指出的危险因素（高血压）进行多因素 logistic 分析

显示，HFS 病程仍是唯一与 DFP 发生相关的危险因素（P=0.01）且为独立危险因素。采用 Spearman 检验分析 DFP 发生时间与 DFP 症状持续时间的关系（RS=0.682，$P < 0.001$），发现二者之间呈正相关，即 DFP 越早发生，其持续时间越短。研究结果表明，HFS MVD 术后 DFP 并不少见，但一般可自愈；HFS 病程越长越容易在 MVD 术后发生 DFP；DFP 越早发生，其恢复需要的时间越短。针对此结果，可能的解释是 HFS 症状的持续时间可反映面神经根受压的时间，面神经根长期受到责任血管的压迫可能导致更重的脱髓鞘性病变，对术中操作机械性损伤或减压垫棉的异质性刺激更敏感，因此更易于出现神经根迟发水肿，进而引起 DFP。DFP 不同于 HFS MVD 术中直接损伤面神经根造成的术后即刻面瘫，术后不立即出现面瘫往往意味着减压操作并未对神经造成严重的直接损伤，迟发的神经水肿最终会缓慢消退，这可以解释为何 DFP 大多预后良好。因此，本研究结果支持 HFS MVD 术后 DFP 的神经迟发水肿机制。而本研究中发现的另一结果——DFP 发生时间与 DFP 症状持续时间呈正相关，即 DFP 发生越早、其症状持续时间越短。考虑可能的原因：较早发生的 DFP 与术中操作机械性损伤有关，神经根水肿较早出现，也更容易消退；较晚发生的 DFP 与减压垫棉的异质性刺激导致的迟发性变态反应有关，神经根水肿较晚出现，由于垫棉刺激的持续存在，变态反应的消失需要较长时间，水肿消退时间也更长。这一结果也进一步支持 HFS MVD 术后 DFP 的神经迟发水肿机制。

MVD 手术经过几十年的发展已趋于成熟，而 MVD 术后 DFP 作为高发病率的并发症之一，虽然预后良好，可待其自行恢复，但自愈时间跨度很大，可能对患者甚至医师造成困扰，而其发生机制至今仍未明确。我们的研究针对 HFS MVD 术后 DFP 发生的相关危险因素分析结果支持 DFP 的神经迟发水肿机制，对于更进一步深入了解脑神经疾病的内在病理生理过程具有积极意义。

HFS MVD 术后面瘫虽然预后良好，但会增加患者的身心负担，有必要采取措施以降低其发生率及缩短病程。综合文献报道应注意以下几个方面：①术中尽量减少对面神经根部的直接机械性刺激和干扰，如过度牵拉、手术器械意外损伤等。②在确保解除责任血管对面神经 REZ 压迫的前提下，尽量减少垫开物的体积和数量，同时垫开物应置于责任血管与脑干之间，避免直接与面神经 REZ 接触。③术中及时处理局部可能出现的血管痉挛（如罂粟碱湿敷），关颅前反复冲洗术野，清除可能残留的血液，冲洗液应加温。④术后积极改善患者一般状况，加强营养支持治疗，提高其机体对病毒感染等的抵抗力。⑤出现面瘫后可酌情应用防治血管痉挛、改善微循环、抗病毒、营养神经等药物，并可配合针灸、理疗等辅助治疗，以缩短病程。

43. 听力障碍：面肌抽搐显微血管减压术医患不能承受之痛

患侧听力障碍是 HFS MVD 术后较为常见的并发症，其发生的主要原因为术中听神经滋养血管损伤和手术器械对神经的机械性损伤。当术中听神经受损严重导致术后听力完全丧失时，因目前缺乏有效的治疗手段，听力多数难以恢复，可视为 HFS MVD 术最为严重的并发症之一。尽管 MVD 手术解除了患者面部抽搐症状，但因手术造成的听力障碍又会给患者工作、生活带来新的烦恼和伤害。作为功能性手术，此点应引起术者的高度重视。

HFS MVD 术后听力障碍发生率为 2.9% ～ 7.2%。根据不同的标准，可将 HFS MVD 术后听力障碍分为不同的类型，有学者根据其持续时间将其分为暂时性听力障碍和永久性听力障碍。其中，暂时性听力障碍发生率为 1.8% ～ 5.1%，平均听力恢复正常时间约为 10 周；永久性听力障碍发生率为 1.1% ～ 2.2%。根据患者术后纯音测听阈值（pure tone audiometry，PTA）和言语识别率（speech discrimination score，SDS），听力障碍可分为 3 类：①术后 PTA 下降 15dB 以上同时伴有 SDS 成比例下降，其统计发生率 2.2% ～ 2.4%；②术后 SDS 严重下降，而 PTA 改变不明显，其统计发生率为 0.9% ～ 1.2%；③术后听力完全丧失，其统计发生率为 0.7% ～ 0.9%。Huh 等根据听力障碍出现的时间将 MVD 治疗 1582 例 HFS 术后出现听力障碍的 109 例结果进行分析发现，24 小时内出现听力障碍 96 例，24 小时以后出现听力障碍 13 例，10 例永久性术后全聋中 9 例术后立即出现。也有人根据患侧手术前后纯音 0.5Hz、1Hz、2Hz 平均听阈级（dB HL）为标准，按 WHO 国际标准分为 A ～ F 6 级：A 级"≤ 25"为正常；B 级"26 ～ 40"为轻度听力损失；C 级"41 ～ 55"为中度听力损失；D 级"56 ～ 70"为中重度听力损失；E 级"71 ～ 90"为重度听力损失；F 级"＞ 90"为极度听力损失。他们对 1098 例 HFS 患者进行统计分析，结果表明，术后 7 天内听力下降组电测听显示：B 级 20 例，C 级 21 例，D 级 10 例，E 级 15 例，F 级 9 例；半年后听力正常组 2 例发生迟发性听力障碍，电测听为 C 级；听力下降组电测听复查示：A 级 13 例，B 级 11 例，C 级 19 例，D 级 8 例，E 级 15 例，F 级 9 例。

不少学者在 HFS MVD 术后听力障碍相关因素分析时发现 HFS MVD 术后听力障碍患者平均年龄要明显高于术后听力正常患者，而听力障碍的发生率与患者性别、HFS 侧别、病程长短、是否有高血压及糖尿病无关。也有学者报道听力障碍的发生率与责任血管和面神经的解剖关系有关，术后发生听力障碍的患者绝大部分术中可发现面神经根部蛛网膜粘连和 / 或面神经根部被责任血管包绕。Payner 等报道 HFS 行第二次 MVD 术会因局部蛛网膜粘连、解剖关系不清而难度加大，导致术后听力障碍发生概率大大增加。另外，HFS MVD 术后听力障碍与术中 BAEPs 改变有关（图 23），术中 BAEP 恢复差，特别是 V 波潜伏期延长、波幅下降达 50%，往往预示着术后听力障碍的发生，而 V 波永久性消失则预示着听力永久丧失。另外，随着术者手术技巧的提高和手术经验的积累，听力障碍的发生率会有所降低。1995年，Zhang 报道 300 例乙状窦后入路 MVD 治疗 HFS，术后听力障碍发生率为 4.3%；2001 年，Chung 分析了 1169 例经 MVD 治疗 HFS 的远期疗效，永久性听力障碍发生率为 2.3%。最早提出应用 MVD 治疗脑神经病变的 McLaughlin 在 1999 年总结了其施行的 4400 例 MVD，1990 年以前术后听力障碍发生率为 1.98%，1990 年后降至 0.8%。

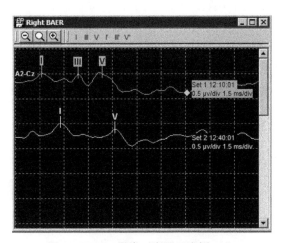

图 23　BAEPs 异常（彩图见彩插 19）

　　HFS MVD 术后听力障碍原因分析如下。①机械损伤：分为直接损伤和间接损伤。直接损伤主要为听神经受到机械性损伤伴水肿，多为术中不恰当地牵拉小脑半球或吸引器、神经剥离子的不适当刺激，甚至关颅冲水水流太急均可导致听神经机械性损伤和（或）水肿，部分损伤程度较轻，水肿消退后，听力可有一定程度的恢复。垫棉对神经的压迫、刺激作用可造成术后顽固性耳鸣，伴或不伴听力障碍，多数可缓解。间接损伤主要为听神经的热传导损伤，使用双极电凝时其产生的热量可引起临近血管、神经组织的损伤，耳蜗毛细胞对热很敏感，一旦损伤，听力障碍多不可逆。②血管因素：引起 HFS 的责任血管主要为 AICA 及其分支，且大多呈袢状压迫，而供应内耳及中耳的主要血管内听动脉 93.3% 起源于 AICA，其中除 10% 为 AICA 的直接延续外，均起于 AICA 的袢附近，当遇到责任血管为短小的穿支动脉，血管穿行于面听神经之间或面神经根部被动脉包绕时，充分移位隔垫血管时会导致内听动脉张力过高而痉挛或扭曲成角，引起听神经供血障碍。这种血供障碍引起的听力障碍多为迟发性，多发生于术后 1 天至 1 周内，最长甚至可在术后 1 个月时出现，此种听力障碍多不可恢复。另外，吸引器或神经剥离子的刺激可导致内听动脉痉挛或分支断裂，造成内耳及听神经供血障碍，从而引起术后听力障碍。较轻的血管痉挛一段时间后可恢复，而内听动脉严重痉挛或分支断裂可立即引起听力永久性丧失。有国外学者统计 1174 例 HFS 患者 MVD 术后发生永久性听力障碍患者 13 例，其中 4 例为面神经根部蛛网膜粘连，9 例为面神经根部被动脉包绕。③乳突开放：乳突气化良好的患者，如果术中乳突开放导致可 CSF 流入中耳鼓室，此处可积液引起传导性耳聋，但多可恢复。

HFS MVD 术后听力障碍预防措施：①正确细致的术中探查方法：术中应先显露后组脑神经，最大限度地游离舌咽神经根部的蛛网膜，从舌咽神经上方逐渐分离。对面神经 REZ 予以充分显露，而不必探查面神经根脑池段，在显微镜直视下以锐性分离为主，轻柔操作，不可强行钝性分离而造成脑干的直接牵拉损伤。避免持续牵拉小脑半球时间过长。脑压板头端牵拉的位置应尽可能地靠近舌咽神经根，脑压板头端宽度以 2mm 为最佳。Kondo 建议术中持续牵拉小脑半球的时间不宜超过 5 分钟，间隔应大于 2 分钟，以免听神经长时间张力过高而受损。②血管减压时的注意事项：在垫离责任血管时要仔细辨认，不可错误地将内听动脉作为压迫面神经的责任血管，进行不必要的游离及垫开。当 AICA 作为责任血管压迫面神经根时，垫开前应彻底松解附着在内听动脉上的蛛网膜，避免因垫开 AICA 而导致内听动脉成角或张力过高，同时也应注意 AICA 本身不能扭曲成角，应将责任血管向颅底方向推移，在脑干与血管之间放置垫棉。避免将垫棉放置在神经与血管之间，从而减少垫棉对神经的压迫、刺激作用。在可能的情况下尽量减少对 AICA 的操作。③术中血管痉挛的处理：当术中发现血管痉挛时应及时处理，最有效的方法是将罂粟碱棉片贴敷于痉挛的动脉表面，时间至少 30 秒，术后早期足疗程应用尼莫地平等抗脑血管痉挛药物。④避免对听神经的机械性损伤：避免过度骚扰听神经，适当调节吸引器的吸力，避免误吸对听神经和血管造成严重损伤。在听神经及其周围组织尽量不要使用双极电凝，必须使用时，应将电凝功率调低，以短促的点击电凝为宜，并及时滴水冷却，尽量减少热量传导，避免对听神经、血管造成损伤。⑤脑干穿动脉的保护：责任动脉发出脑干穿动脉在解剖和生理上均为终末支，少有侧支循环存在，必须小心保留，在这种情况下，要彻底锐性分离责任动脉和神经根周围的蛛网膜，并将垫棉塑成特定的形状垫入。如果不能使面神经REZ得到充分减压，则可将责任动脉袢抬起在面神经REZ的两侧寻找两个支点，用垫棉将血管垫开，使REZ得到减压。

BAEPs是MVD术中最常应用的针对听觉通路完整性的IONM手段。监测BAEPs时应当注意以下几个方面：① BAEPs虽然不容易受到麻醉药物的影响，但容易受到电磁干扰。故当BAEPs发生改变时，电生理技师首先应该排除手术室内及周边电磁环境的干扰，如正在使用单极或双极电凝器等设备。② BAEPs属于远场电位，信号微弱且湮没在背景信号之中，故而形成一个稳定完整的BAEPs波形需要计算机进行多次的采样叠加和分析；其叠加次数和频率可以通过软件进行设置，叠加次数越少，叠加频率越高，形成最终波形的速度越快，稳定性却越差；叠加次数越多，信号越可靠，但最终形成波形的速度越慢，故而监测人员发出报警的反应速度也就越慢；所以，技师应当结合不同监测仪器品牌型号的特点及不同术者在术区操作的速度习惯来综合考虑软件设置的个体化方案，而不是千篇一律。③ 由于BAEPs波形中不同波峰的起源并没有得到完全阐明和证实，故而目前对术中波形变化与听力预后的关系尚无共识；一般来说，进行性的V波潜伏期延长和（或）V波波幅大幅度降低都预示患者术后听力受损的概率显著增加。④由于 BAEPs 并非真正的实时监测，而是具有延迟性，即使技师利用 BAEPs 及时发挥了其报警作用，也并不能完全避免术后患者听力的损伤，因此，术者在进行颅内操作时应当尽量仔细和轻柔，从而在一定程度上弥补 BAEPs 的固有弱点。

HFS MVD 术后患者全麻清醒后应立即对患者进行听力粗测，发现患者出现听力障碍或患者自觉听力障碍时应当立即行 PTA 检查，同时尽早给予营养神经、防治脑血管痉挛及改善微循环等药物，并尽早进行高压氧治疗。关于预后，Park 对 698 例 HFS 患者中 MVD 术后出现听力障碍的 30 例患者进行分类随访发现，17 例术后 PTA 下降 15dB 以上同时伴有 SDS 成比例下降患者中 70.6% 可恢复至术前听力水平，8 例术后 SDS 下降明显而 PTA 未见明显改变患者中只有 25% 患者可恢复至术前听力水平，术后听力完全丧失患者听力均无恢复。

为探讨 MVD 治疗 HFS 术后听力障碍的发生率、相关因素、原因及预后，我们回顾性分析我科同一术者 2006 年 12 月—2010 年 6 月行 MVD 治疗的 355 例 HFS 患者，出院时 355 例患者中听力障碍 25 例，术后 7 天内行电测听检查结果显示：听力下降 20 例，听力丧失 5 例。听力下降的类型多为感音神经性听力损失，表现为气、骨导阈均升高。25 例患者经改善微循环、神经营养药物治疗，半年后复查电测听结果显示：听力恢复 5 例，听力下降 15 例，听力丧失 5 例。听力丧失者听力无 1 例改善。统计学分析结果显示，MVD 术后听力障碍与患者性别、痉挛侧别、年龄、病史长短、症状轻重程度、责任动脉等均无关，与术中使用 BAEPs 监测有关，术中使用 BAEPs 监测可减少 MVD 术后听力障碍的发生率。对于一个有丰富 MVD 手术经验的医师而言，MVD 术后听力障碍的发生率也很难避免，而术中设置 BAEPs 监护警示阈值有助于指导 HFS MVD 术中操作，为术中保护听神经提供警示作用，在本组 355 例患者中，有 218 例接受术中 BAEPs 监测，我们在术中将 V 波反应潜伏期突然的延长在 0.5 ～ 1.5 毫秒或波幅变化大于 50% 作为警戒值，一旦发现及时通知手术医师，查找导致波形变化的原因，待波形恢复后再继续手术。另外，我们发现在术中行 BAEPs 监测时 V 波潜伏期延长、波幅下降达 50% 往往预示着术后听力障碍的发生，而 V 波永久性消失则预示着听力永久丧失。

参考文献

1. Park JS, Kong DS, Lee JA, et al.Hemifacial spasm：neurovascular compressive patterns and surgical significance.Acta Neurochir (Wien), 2008, 150 (3)：235-241

2. Sindou M, Keravel Y.Neurosurgical treatment of primary hemifacial spasm with microvascular decompression.Neurochirurgie, 2009, 55 (2)：236-247.

3. Kurokawa Y, Maeda Y, Toyooka T, et al.Microvascular decompression for hemifacial spasm caused by the vertebral artery：a simple and effective transposition

method using surgical glue.Surg Neurol，2004，61（4）：398-403.

4. 于炎冰，张黎，徐晓利，等 . 责任动脉悬吊法在显微血管减压术中的应用 . 中华神经外科杂志，2006，22（12）：726-728.

5. 于炎冰，张黎，徐晓利，等 . 面肌痉挛显微血管减压术中对静脉压迫的处理（附 29 例分析）. 中国微侵袭神经外科杂志，2007，12（9）：390-391.

6. 袁越，张黎，张思迅，等 . 显微血管减压术治疗面肌痉挛无效的原因 . 中华外科志，2003，41（5）：362-364.

7. 倪兵，朱宏伟，李勇杰 . 面肌痉挛显微血管减压术后迟发性面瘫 . 立体定向和功能神经外科杂志，2008，21：190-192.

8. 李放，张黎，于炎冰，等 . 面肌痉挛显微血管减压术后迟发性面瘫 . 中华神经外科疾病研究杂志，2011，10（2）：126-128.

9. 左焕琮，陈国强，袁越，等 . 显微血管减压术治疗面肌痉挛 20 年回顾 . 中华神经外科杂志，2006，22（11）：684-687.

10. Sindou MP.Microvascular decompression for primary hemifacial spasm. Importance of intraoperative neurophysiological monitoring.Acta Neurochir（Wien），2005，147（10）：1019-1026.

11. Engh JA，Horowitz M，Burkhart L，et al.Repeat microvascular decompression for hemifacial spasm.J Neurol Neurosurg Psychiatry，2005，76（11）：1574-1580.

12. Ishikawa M，Nakanishi T，Takamiya Y，et al.Delayed resolution of residual hemifacial spasm after microvascular decompression operations.Neurosurgery，2001，49（4）：847-854.

13. Goto Y，Matsushima T，Natori Y，et al.Delayed effects of the microvascular decompression on hemifacial spasm：a retrospective study of 131 consecutive operated

中
国
医
学
临
床
百
家

cases.Neurol Res，2002，24（3）：296-300.

14. Oh ET，Kim E，Hyun DK，et al.Time course of symptom disappearance after microvascular decompression for hemifacial spasm.J Korean Neurosurg Soc，2008，44（4）：245-248.

15. Joo WI，Lee KJ，Park HK，et al.Prognostic value of intra-operative lateral spread response monitoring during microvascular decompression in patients with hemifacial spasm.J Clin Neurosci，2008，15（12）：1335-1339.

16. Møller AR. Practical aspects of monitoring cranial motor nerves. Intraoperative Neurophysiological Monitoring，2011，235-258.

17. Møller AR. Equipment，recording techniques，and data analysis and stimulation. Intraoperative Neurophysiological Monitoring，2011，345-374.

18. Fang Y，Zhang H，Liu W，et al.A comparison of three induction regimens using succinylcholine，vecuronium，or no muscle relaxant：impact on the intraoperative monitoring of the lateral spread response in hemifacial spasm surgery：study protocol for a randomised controlled trial.Trials，2012，13：160.

19. Fukuda M，Oishi M，Takao T，et al.Monitoring of abnormal muscle response and facial motor evoked potential during microvascular decompression for hemifacial spasm.Surg Neurol Int，2012，3：118.

20. Yamashita S，Kawaguchi T，Fukuda M，et al.Abnormal muscle response monitoring during microvascular decompression for hemifacial spasm.Acta Neurochir（Wien），2005，147（9）：933-937.

21. Joo WI，Lee KJ，Park HK，et al.Prognostic value of intra-operative lateral

spread response monitoring during microvascular decompression in patients with hemifacial spasm.J Clin Neurosci，2008，15（12）：1335-1339.

22. Neves DO，Lefaucheur JP，de Andrade DC，et al.A reappraisal of the value of lateral spread response monitoring in the treatment of hemifacial spasm by microvascular decompression.J Neurol Neurosurg Psychiatry，2009，80（12）：1375-1380.

23. Hirono S，Yamakami I，Sato M，et al.Continuous intraoperative monitoring of abnormal muscle response in microvascular decompression for hemifacial spasm；a real-time navigator for complete relief.Neurosurg Rev，2014，37（2）：311-319.

24. Jia G，Zhang L，Ren H，et al.What range of stimulus intensities should we apply to elicit abnormal muscle response in microvascular decompression for hemifacial spasm?Acta Neurochir（Wien），2017，159（2）：251-257.

25. Jannetta PJ，McLaughlin MR，Casey KF.Technique of microvascular decompression. Technical note.Neurosurg Focus，2005，18（5）：E5.

26. 于炎冰，张黎 . 显微血管减压术与颅神经疾病 . 中华神经外科疾病研究杂志，2011，10（2）：97-101.

27. Oh ET，Kim E，Hyun DK，et al.Time course of symptom disappearance after microvascular decompression for hemifacial spasm.J Korean Neurosurg Soc，2008，44（4）：245-248.

28. 中华医学会神经外科学分会功能神经外科学组，中国医师协会神经外科医师分会功能神经外科专家委员会，等 . 中国显微血管减压术治疗脑神经疾患围手术期风险专家共识（2015）. 中华神经外科杂志，2015，31（10）：978-983.

29. Valls-Solé J.Facial nerve palsy and hemifacial spasm.Handb Clin Neurol，

中国医学临床百家

2013，115：367-380.

30. 任鸿翔，于炎冰，张黎，等.显微血管减压术治疗面肌痉挛后出现延迟治愈的相关因素分析.中国微侵袭神经外科杂志，2012，17（4）：154-156.

31. Li CS.Varied patterns of postoperative course of disappearance of hemifacial spasm after microvascular decompression.Acta Neurochir（Wien），2005，147（6）：617-620.

32. 王晓松，陈国强，王林，等.面肌痉挛延迟治愈现象临床研究.中华神经外科杂志，2013，29（12）：1208-1211.

33. Liu LX，Zhang CW，Ren PW，et al.Prognosis research of delayed facial palsy after microvascular decompression for hemifacial spasm.Acta Neurochir（Wien），2016，158（2）：379-385.

34. Furukawa K，Sakoh M，Kumon Y，et al.Delayed facial palsy after microvascular decompression for hemifacial spasm due to reactivation of varicella-zoster virus.No Shinkei Geka，2003，31（8）：899-902.

35. Rhee DJ，Kong DS，Park K，et al.Frequency and prognosis of delayed facial palsy after microvascular decompression for hemifacial spasm.Acta Neurochir（Wien），2006，148（8）：839-843.

36. Guthikonda B，Pensak ML，Theodosopoulos PV.Delayed facial palsy after the anterior petrosal approach：case report and review of the literature.Neurosurgery，2010，66（4）：E845-E846.

37. Gianoli GJ.Viral titers and delayed facial palsy after acoustic neuroma surgery. Otolaryngol Head Neck Surg，2002，127（5）：427-431.

38. Han JS，Lee JA，Kong DS，et al.Delayed cranial nerve palsy after

microvascular decompression for hemifacial spasm.J Korean Neurosurg Soc，2012，52（4）：288-292.

39. Scheller C，Strauss C，Fahlbusch R，et al.Delayed facial nerve paresis following acoustic neuroma resection and postoperative vasoactive treatment.Zentralbl Neurochir，2004，65（3）：103-107.

40. Sunil Kumar，Shraddha Jain，SK Diwan，et al. Severe systemic hypertension presenting with infranuclear facial palsy. International Journal of Nutrition，Pharmacology，Neurological Diseases，2011，1（1）：83-84.

41. Na BS，Cho JW，Park K，et al.Severe Hemifacial Spasm is a Predictor of Severe Indentation and Facial Palsy after Microdecompression Surgery.J Clin Neurol，2018，14（3）：303-309.

42. Jo KW，Kim JW，Kong DS，et al.The patterns and risk factors of hearing loss following microvascular decompression for hemifacial spasm.Acta Neurochir（Wien），2011，153（5）：1023-1030.

43. Park K，Hong SH，Hong SD，et al.Patterns of hearing loss after microvascular decompression for hemifacial spasm.J Neurol Neurosurg Psychiatry，2009，80（10）：1165-1167.

44. Huh R，Han IB，Moon JY，et al.Microvascular decompression for hemifacial spasm：analyses of operative complications in 1582 consecutive patients.Surg Neurol，2008，69（2）：153-157.

45. Shah A，Nikonow T，Thirumala P，et al.Hearing outcomes following microvascular decompression for hemifacial spasm.Clin Neurol Neurosurg，2012，

中国医学临床百家

114（6）：673-677.

46. James ML，Husain AM.Brainstem auditory evoked potential monitoring：when is change in wave V significant?Neurology，2005，65（10）：1551-1555.

47. 张岚，贾靖，周同亮，等.面肌痉挛显微血管减压术中脑干听觉诱发电位监测的应用.中华神经外科杂志，2010，26（12）：1078-1081.

48. 任杰，袁越，张黎，等.面肌痉挛微血管减压术中电生理监测对手术疗效的影响.立体定向和功能神经外科杂志，2011，24（2）：65-68.

49. 于炎冰，张黎.经乙状窦后入路显微血管减压术治疗面肌痉挛的手术技巧.中华神经外科杂志，2012，28（3）：322-323.

50. 甄雪克，张黎，于炎冰.面肌痉挛显微血管减压术后听力障碍的预后及影响因素分析.中华神经外科杂志，2016，32（8）：806-809.

51. Jia G，Zhang L，Ren H，et al.What range of stimulus intensities should we apply to elicit abnormal muscle response in microvascular decompression for hemifacial spasm?Acta Neurochir（Wien），2017，159（2）：251-257.

52. 于炎冰.重视术中神经电生理监测在显微血管减压术中的应用.中华神经外科杂志，2017，33（9）：865-868.

53. Xu XL，Zhen XK，Yuan Y，et al.Long-Term Outcome of Repeat Microvascular Decompression for Hemifacial Spasm.World Neurosurg，2018，110：e989-e997.

54. 张黎，于炎冰，徐晓利，等.面肌痉挛显微血管减压术中的面神经根解剖变异.中华神经外科杂志，2008，24（12）：887-889.

（于炎冰　张　黎　整理）

乙状窦后入路手术治疗三叉神经痛

44. 岩上静脉的处理

虽然没有直接证据表明 MVD 术后的小脑梗死、出血与岩上静脉切断必然相关，但越来越多的学者认为处理岩上静脉时需极为慎重，能不切断尽量不切断，不得不处理时应尽量少地切断静脉属支。因此，目前的处理原则是靠近天幕方向的岩上静脉属支尽量不予以切断，以免导致静脉性梗死甚至出血等严重后果。在 TN MVD 术中因岩上静脉属支阻挡手术入路（图 24），无法在不离断静脉的情况下自三叉神经根与天幕之间间隙深入时，可从听神经上方入路进行探查。

当岩上静脉属支较短粗、游离度较小时，试图通过解剖蛛网膜或经听神经上方入路良好显露三叉神经根与天幕之间 REZ 的尝试，有时是徒劳和危险的，强力牵拉小脑半球可将岩上静脉主干自岩上窦处撕裂，造成意外的大出血，此时可通过彻底锐性解

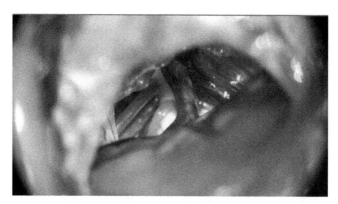

图 24　TN MVD：岩上静脉阻挡妨碍手术操作（彩图见彩插 20）

剖小脑水平裂脑沟蛛网膜，开放形成一个直达三叉神经根部的手术通路来进行手术。在极个别的情况下这种操作也无法良好显露时，可以谨慎切断偏细的静脉属支。电凝静脉时应贴近其小脑侧以较小功率反复烧灼，较粗的属支有时需分数次方能完全切断。电凝静脉前应尽量游离切断静脉周围的蛛网膜，以免电灼导致蛛网膜收缩，进而牵拉静脉致岩上窦处撕裂出血。偶可遇见牵拉或电凝过程中静脉破裂汹涌出血，往往令术者措手不及，吸净术野后耐心压迫止血是唯一处理方法。

　　下列情况切断岩上静脉属支应极为慎重：①拟切断的岩上静脉属支主要引流来自于脑干的静脉血；②拟切断的岩上静脉属支外观颜色较其他属支相比，更接近动脉的外观，即静脉动脉化，估计其内血流比较湍急，切断后有可能引起急性回流障碍；③视野可及范围内岩上静脉属支很少，拟切断的岩上静脉属支又异常粗大，预计切断后其他属支代偿静脉血回流较为困难。在上述 3

种情况下，即使不处理岩上静脉就不能充分显露三叉神经根部，甚至该岩上静脉属支本身就是责任血管，都不建议对其进行电凝切断，此时为保证疗效可行三叉神经感觉根 PSR。

45. 不可忽视三叉神经痛术中非动脉性压迫因素的处理

TN MVD 术中常见的责任血管有 SCA 及其分支、AICA 及其分支、岩上静脉属支、BA 等（图 25）。此外，蛛网膜增厚粘连本身也可能成为 TN 的重要致病因素（图 26）。非动脉压迫因素，即静脉单独压迫及无责任血管者在 TN MVD 中经常可以见到，但在其他脑神经疾病 MVD 术中则甚为少见。

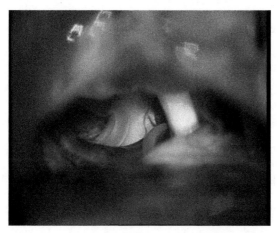

图 25　TN MVD：SCA、AICA 及岩上静脉属支共同压迫（彩图见彩插 21）

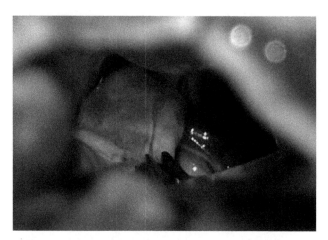

图 26 三叉神经根周围增厚的蛛网膜（彩图见彩插 22）

静脉压迫因素导致 TN 的机制研究目前存在争议。有学者认为静脉压迫三叉神经根可以是单独的致病因素。有学者认为其发病机制为复合因素，因单纯静脉压迫常合并蛛网膜粘连、增厚，因此，彻底松解静脉周围粘连、增厚的蛛网膜，保证三叉神经根彻底减压是成功的关键。有报道静脉压迫的平均年龄大于动脉压迫者。有学者认为静脉压迫者疼痛发作表现多不典型，较少有扳机点；其血管压迫程度多较动脉压迫者轻，传统 MVD 术后早期疗效差，疼痛缓解率低，复发率高。单纯静脉压迫者行 MVD 治疗 TN 疗效差可能与静脉减压困难有关。TN MVD 术中所遇责任静脉均为岩上静脉属支，管径多较为粗大，管壁菲薄，在 MVD 术中 CPA 探查开始时可能阻挡术者视线，作为责任血管时多与脑干、三叉神经根粘连紧密，难以分离，造成减压困难。电凝后切断难以满意减压的责任静脉当然可以提高疗效，但多项研究证实对岩上静脉属支的随意切断及不谨慎保留是导致 MVD 术后听力障碍及小脑出血、小脑梗死等严重并发症的重要原因，因此，越来越多的学者认为岩上静脉属支不得随意切断。此时，为确保手术疗效，对于年龄大于 60 岁的患者，可酌情行三叉神经 PSR。高龄患者往往合并身体重要器官疾患，如果 TN MVD 术后疗效不佳或复发，患者难以耐受再次手术的麻醉和创面，因此，有学者建议在仔细探查责任血管的前提下，PSR 的手术指征可适当放宽。对于责任血管明确的患者，若无蛛网膜粘连、增厚，无论责任血管是何种类型均行 MVD，而不必再行 PSR；若蛛网膜粘连、增厚严重，则行 MVD+PSR；对于责任血管不明确的患者，行 MVD+PSR；对于反复探查确认无血管压迫的患者，则行 PSR。

在 TN MVD 术中没有发现明确责任血管压迫的概率各研究报道不一，4.0%～13.0% 不等，可能与术者对责任血管的定义不同和手术经验不同有关。在 TN MVD 术中做出无责任血管压迫的判断一定要慎重，必须对三叉神经根全程探查，任何与三叉神经根相接触的血管都应视为责任血管而必须加以减压处理（图 27，图 28）。责任血管可能位于三叉神经根入脑干处、神经根脑池段和近麦氏囊区。探查责任血管时要适时调整显微镜角度和（或）患者头位，充分显露神经，多角度反复探查，避免遗漏责任血管，尤其是位于感觉根腹侧的血管。当确认无责任血管压迫时，应充分锐性游离蛛网膜和粘连带，使三叉神经根在轴位上彻底松解。我们对年龄大于 60 岁的此类患者同时加行三叉神经 PSR。

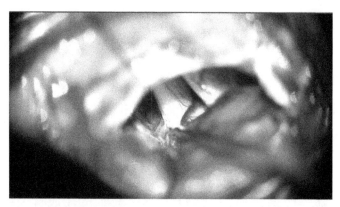

图 27　TN MVD：位于三叉神经根腹侧靠近脑干的责任血管容易被遗漏（彩图见彩插 23）

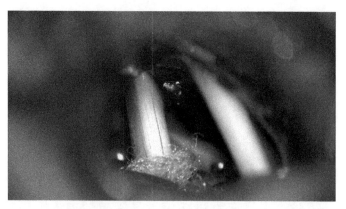

图 28　TN MVD：靠近麦氏囊区的责任血管必须处理（彩图见彩插 24）

为探讨 MVD 治疗非动脉压迫因素导致的 TN 的手术方式、技巧、疗效及并发症，我们回顾性分析了 2006 年 5 月—2016 年 12 月中日友好医院神经外科同一术者采用 MVD 治疗的临床资料完整的 251 例 TN 患者，其中，36 例患者（14.3%）为非动脉压迫导致（非 A 组），215 例患者责任血管为动脉或动脉合并静脉（A 组）。非 A 组 36 例患者中 19 例（52.8%）为单纯静脉压迫（图 29，图 30），其中，12 例行常规 MVD 且减压满意（图 31），7 例患者因对责任静脉无法满意进行减压，且年龄超过 60 岁，加行三叉神经 PSR，切断范围 1/3 ～ 2/3；非 A 组 36 例患者中 17 例（47.2%）为探查未发现责任血管，其中，12 例将三叉神经感觉根自脑干至麦氏囊全程充分解剖，使其在轴位上彻底松解，另 5 例患者年龄大于 60 岁，加行三叉神经 PSR。A 组 215 例患者中 190 例患者常规行责任动脉 MVD，25 例术中因困难减压等情况导致减压不充分，且患者年龄大于 60 岁，行三叉神经 PSR。术后平均随访 67 个月（14 ～ 142 个月）。非 A 组术后总有效率为 88.9%（32/36），复发率为 5.9%（2/34），术后脑神经相关并发症发生率为 8.3%（3/36）；A 组术后总有效率为 85.6%（184/215），复发率为 4.2%（8/192），术后脑神经相关并发症发生率为 8.4%（18/215）。非 A 组患者在年龄、性别、患病侧别、病程、术后总有效率、复发率、脑神经相关并发症发生率等方面与 A 组相比无统计学显著性差异。据此我们认为，在 TN MVD 术中，责任血管为非动脉压迫因素者并不少见，包括单纯静脉压迫和未发现责任血管两种情况；作为唯一责任血管的岩上静脉属支应尽量充分松解游离后行 MVD；无血管压迫者应充分锐性解剖三叉神经感觉根周围的粘连，使其在轴位上彻底松解；年龄大于 60 岁的患者可加行三叉神经 PSR。按照上述原则处理的非动脉压迫因素导致的 TN 患者同样可获得优良疗效。鉴于在非动脉压迫的患者中相对较多地采用了三叉神经 PSR，因此，术后面部麻木发生率相对较高，但并不会严重影响患者生活质量。

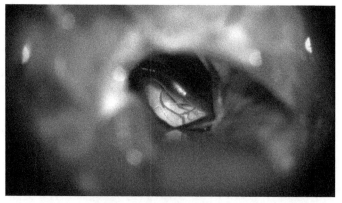

图 29　TN MVD：单纯岩上静脉属支压迫（一）（彩图见彩插 25）

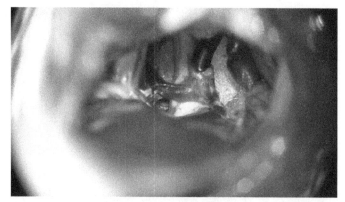

图 30　TN MVD：单纯岩上静脉属支压迫（二）（彩图见彩插 26）

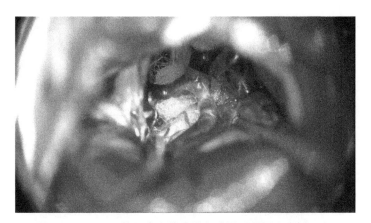

图 31　TN MVD：垫开岩上静脉属支减压（彩图见彩插 27）

46. 首次显微血管减压术术后无效或复发三叉神经痛的外科处理

　　TN MVD 术后无效的定义比较好界定，即术后疼痛减轻很少或没有减轻。首次 MVD 术后 TN 的复发在不同的研究中有着不同的定义。有学者把首次 MVD 术后在未使用任何药物的情况下 TN 完全缓解，之后在同一处再次发生的 TN 定义为复发；有学者把在首次 MVD 术后成功的疼痛缓解后再次需要使用药物控制疼痛定义为复发；也有学者把 MVD 术后 1 个月以上的疼痛再次发作称为 TN 的复发。由于对首次 MVD 术后 TN 复发的定义不同，故不同研究的复发率也有所不同，一般为 3%～31%。Barker 等研究发现首次 MVD 术后 5 年内的年复发率小于 2%，术后 10 年内的年复发率小于 1%，术后 20 年内的年复发率为 0.7%；复发最常发生在术后 2 年之内。对于首次 MVD 术后无效或复发患者，初始的治疗仍以药物治疗为首选。一旦此类患者的症状使用药物无法控制或者患者不能耐受药物的不良反应时，就应该考虑再次行外科手术治疗。然而，首次 MVD 术后无效或复发的 TN 患者再次行手术治疗，对于任何一位神经外科医师来说都是一个不小的挑战。

TN MVD 术后无效或复发原因大致包括：①蛛网膜增厚、粘连。许多学者在复发 TN 患者中行二次手术探查时均发现局部蛛网膜存在严重增厚、粘连。有学者发现首次 MVD 术后复发的患者，在行二次手术探查时部分患者三叉神经根处仅存在严重的蛛网膜粘连，并没有发现任何责任血管。Ugwuanyi 等在行二次 MVD 时发现在首次 MVD 中放置的 Teflon 垫棉周围存在广泛的蛛网膜粘连，甚至有蛛网膜囊肿形成。我们的一组复发病例中 94.6% 有 CPA 局部蛛网膜明显增厚粘连；62.2% 的病例二次术中探查除蛛网膜粘连之外未见新的责任血管压迫及其他异常，粘连的蛛网膜索带本身也可对神经根部构成压迫；21.6% 的病例术中发现有垫棉粘连、脱落或移位，其中以垫棉粘连为主；4 例患者术中发现出现新的责任血管（含静脉）压迫，且均有局部蛛网膜粘连，蛛网膜粘连牵拉可能是导致新的血管靠近并进而压迫神经根部的原因；术中探查无蛛网膜明显粘连及新的责任血管者仅 2 例。因此，我们认为局部蛛网膜严重粘连是导致复发的最重要原因，垫棉异常和出现新的责任血管这两个主要复发原因也直接或间接与蛛网膜粘连有关。②责任血管为静脉。以静脉或动脉联合静脉为责任血管的 TN 患者首次 MVD 术后更容易出现无效或者复发。③新责任血管的出现。首次 MVD 术后复发 TN 患者在行二次手术探查时可能发现三叉神经根处出现新的责任血管压迫,这些血管可以是动脉、静脉或动脉联合静脉。④垫棉因素。有学者认为如果首次 MVD 术中置入的垫开物体积过小或位置不当,责任血管的搏动性压迫会通过垫棉冲击到三叉神经根,从而导致 TN 的无效或复发。首次 MVD 术中植入的 Teflon 或涤纶垫棉的脱落或者移位都会导致之前被推开的责任血管再次压迫三叉神经根,从而导致 TN 的复发。垫棉也可以因为体积过大或放置位置不当而直接造成对三叉神经根的压迫从而引起 TN 的无效或复发。⑤手术操作失败。在 TN 患者的首次 MVD 时,术者的手术经验、对手术细节的处理等都会影响到手术的效果。首次 MVD减压不充分、垫棉放置位置错误、植入过多垫棉等都将有可能导致术后无效或复发。Amador 等在无效 TN 患者的二次手术中探查发现,有术者甚至在首次 MVD 时错误地将面神经或者听神经进行了减压。⑥垫棉肉芽肿形成。垫棉肉芽肿造成首次 MVD术后 TN 复发是一个十分罕见的原因,其形成机制尚不明确,可能与垫棉周围局部慢性炎症反应有关。垫棉肉芽肿可以黏附在血管、神经或脑干上,造成三叉神经根扭曲甚至在三叉神经根上形成压迹,并最终引起 TN 的复发。⑦ TN 病程。Barker 等研究发现 TN 发病到首次 MVD 间隔时间超过 8 年的患者往往预示着更高的复发率。但是也有学者观察发现从 TN 病程并不会影响

MVD 的手术效果。⑧其他原因。有报道指出，在进行首次 MVD 时使用自体肌肉作为神经与责任血管之间的垫开物时术后常会引起 TN 的复发，在这样的患者中进行二次手术探查时发现，首次 MVD 放置的自体肌肉会包裹责任血管并且同时与三叉神经根粘连，导致血管的搏动性压迫传导至神经。此外，有学者发现首次 MVD 术后 TN 没有立即缓解的延迟治愈患者，其复发的可能性也较大。也有部分复发的 TN 患者在进行二次手术探查时并没有任何阳性发现，其复发的原因也不明确。

TN MVD 术后无效或复发的外科处理方法有以下几种。①二次 MVD：在 TN 首次 MVD 术后无效或复发后再次进行 MVD 治疗仍是一种很好的选择，术后67%～83.3%的患者可长期治愈，但也有学者认为进行二次 MVD 时手术难度和风险将会增大。在决定是否进行二次 MVD 之前，患者的评估和筛选至关重要：典型的 TN、首次 MVD 术后存在无痛间期、发现垫棉肉芽肿、MRI 或 MRTA 提示三叉神经根处存在明确血管压迫等都是进行二次 MVD 的手术指征。在进行二次 MVD 时可沿原乙状窦后入路进入 CPA，松解粘连的蛛网膜，找到新的责任血管并且放置新的垫棉进行减压。虽然近年也有个案报告在进行二次 MVD 时采用经颞下小脑幕入路成功的案例，但一般并不推荐。对于因为垫棉肉芽肿形成而导致 TN 复发的患者，在进行二次 MVD 时应该完全地切除肉芽肿，然后再植入新的垫棉进行减压。二次 MVD 术后常见的并发症有面部麻木、听力丧失、面瘫、暂时性共济失调、CSF 漏、无菌性脑膜炎、切口感染等。②乙状窦后入路 PSR：部分学者提出在首次 MVD 术后无效或复发的 TN 患者中，特别是在进行二次乙状窦后入路手术探查时并未发现有任何责任血管压迫三叉神经根的患者，可以行 PSR，术后长期治愈率较高。我们对首次 MVD 术后复发的 TN 患者再次手术探查时未发现责任血管或患者行 PSR，这些患者术后都取得了很好的疗效；因此，我们认为可将 MVD 联合 PSR 作为首次 MVD 术后 TN 复发患者的首选外科治疗方案。PSR 术后最常见的并发症是部分切断的三叉神经感觉根所支配的面部区域出现麻木，但随着时间的推移，这种面部麻木会出现一定程度的好转，并不会影到患者的生活质量。③责任血管悬吊法：部分学者认为，MVD 时在责任血管和神经之间放置的垫开物会引起一些不良反应，这些不良反应可能会导致首次 MVD 术后 TN 的复发，因此提出"责任血管悬吊法"，认为这种手术方式比传统的 MVD 会有更好的疗效，也更适用于首次手术后无效或复发的患者，术后疗效优良。"责任血管悬吊法"是使用丝线、动脉瘤夹、明胶海绵、生物蛋白胶等将责任血管悬吊于邻近的小脑幕或颅壁硬膜上，使责任血管远离三叉神经根，不使用或使用少量垫棉。传统的 MVD 是一种"插入式"手术方式，而"责任血管悬吊法"是一种"转位式"手术方式。理论上讲，后者可以永久性地将责任血管与三叉神经根隔开，从而可有效降低术后 TN 的复发。二次手术中，在三叉神经根处发现新形成的动脉血管袢压迫者可以采取这种方法，而对探查时发现严重蛛网膜粘连的患者并不适用。与传统 MVD 相比，在进行责任血管悬吊术的过程中需要更大的手术操作空间，同时造成神经、血管损伤的可能性也增大。④ MVD 联合三叉神经感觉根梳理术（nerve combing，NC）：部分学者提出对于首次 MVD 无效或者复发的 TN 患者可行二次 MVD+NC，即沿原手术入路再次探查，先再次进行 MVD，然后进行 NC，沿三叉神经根纤维纵向进行梳理，术中使用特殊的切削刃为 0.90mm 的 NC 刀具松解神经纤维之间的粘连；术后中期治愈率约为 93.75%。Feng 等对二次 MVD 术中仅发现严重蛛网膜粘连的患者进行了 NC，术后效果优良。我们认为 NC 更适用于较年轻患者，因为此类患者对于 PSR 更敏感，PSR 术后甚至会出现难以忍受的面部感觉异常。⑤经皮穿刺三叉神经半月节 PBC：是可应用于首次 MVD 术后无效或者复发 TN 的有效、安全、经济的微创手术。术后中长期治愈率为 82.7% ～ 85.7%。术中使用 C 形臂进行定位，经卵圆孔穿刺将 4 号 Fogarty 球囊导管缓慢推入 Meckel 腔，缓慢注入造影剂充盈球囊，同时边注射边调整球囊的位置和形态，直到球囊最终变成倒梨形，球囊的体积控制在 0.4 ～ 0.8ml，球囊压迫的时间目前尚无定论，对于 TN 复发患者可控制在 4 ～ 8 分钟，整个手术过程大约需要 20 分钟。PBC 术后并发症主要包括面部麻木（最常见，大部分患者可以耐受）、咀嚼肌无力、感觉异常、痛性感觉丧失、继发于展神经麻痹的复视、单纯疱疹等。⑥伽马刀手术（Gamma knife surgery，GKS）：可以应用于包括 MVD 在内的其他手术方式治疗后复发或无效的 TN 患者，术后短期治愈率为 79.54%，但约有 49.11% 的患者会再次复发。有学者认为，对于首次 MVD 术后无效或复发的 TN 患者进行 GKS 治疗时可以予以总剂量大于 120Gy 的治疗量。也有部分学者认为，安全的剂量应该是在 70 ～ 90Gy。GKS 术后的常见并发症包括：面部麻木（最常见并发症，在少部分 GKS 术后的患者中面部麻木程度可能是难以忍受的；总的放射剂量与术后面部麻木的程度有一定的相关性）、面部感觉丧失、面部感觉迟钝、角膜反射异常、角膜干燥、咀嚼肌无力等。通常这些并发症会在术后 1 年内出现，并且会一直持续。⑦经皮穿刺三叉神经射频热凝术（percutaneous radiofrequency thermocoagulation，PRT）：术后长期有效率仅为 41%；可通过 CT 扫描定位卵圆孔以确定最佳穿刺路线，插入 22 号 5mm 的射频绝缘针，当针到达卵圆孔时用 CT 再次确认针的位置，将三叉神经半月节在 75℃ 的条件下射频热凝 120 秒。PRT 术后的并发症包括面部麻木、睁眼受限、无泪、味觉减退等，这些并发症会逐渐减轻，一般不会严重影响生活质量。

47. 不典型三叉神经痛：患者能否从手术中获益?

不典型 TN 多是病因不明的三叉神经分布区内隐痛、钝痛、烧灼样或难以言明的疼痛，临床多表现为面部疼痛综合征。近来，Burchiel 和 Slavin 经过多年连续的调查分析发现，有些患者起初为不典型的发作，几年后发展成为典型的 TN；他们认为，这一段发展的时期可称为过渡时期的 TN，并提出典型和不典型 TN 可能是一种疾病的两种病理表现形式，其诊断主要依据以上症状学表现。

不典型 TN 的发病机制可能比较复杂，更可能与中枢源性等病因有关。MVD 证实存在血管压迫的病例，其致病原因可能是由于神经受压较久，轴突受损、髓鞘脱落严重，造成感觉神经元兴奋性升高，产生异常自发性放电增多和异常传导环路增多，从而使症状变得持续，烧灼感和面部感觉障碍成为多见的症状。但由于多数神经元在不同时刻除极放电而后进入兴奋不应期状态，难以使多数神经元同时被激活产生除极放电，所以触发性针刺样剧烈疼痛较典型 TN 病例症状少见。

尽管 MVD 治疗典型 TN 患者的有效率可高达 90% 以上，但对于不典型 TN 患者，术后疼痛缓解率可能低至 50% 左右，因此，如何进一步提高不典型 TN 患者的手术疗效仍然是临床上面临的一大难题。研究发现，三叉神经全程充分减压是提高手术疗效的关键因素之一，遗漏任何责任血管均有可能导致手术失败和术后疼痛复发。故对于不典型 TN 患者，术中若发现动脉压迫不明显或者单纯静脉压迫，应该仔细沿三叉神经长轴松解粘连的蛛网膜，全程三叉神经减压，查找是否有遗漏的责任血管，必要时切断部分感觉根以保证术后疗效。有国内学者认为，MVD 治疗典型 TN 的疗效要明显优于不典型患者，可能与典型患者的发病

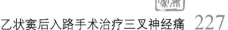

年龄较晚、病程较短、疼痛范围局限、以动脉压迫多见及能够充分减压有关。为了提高 MVD 的最终效果，术前应根据患者的临床特征、发病年龄及病程来合理选择手术适应证，术中应在仔细探查的基础上，对所有压迫血管进行充分分离和减压，术后还应视疼痛缓解程度给予适当的辅助治疗。

另外，术前还可对患者进行 CPA 磁共振薄层扫描观察血管压迫情况。目前高分辨率的核磁共振特殊成像技术能够清楚地显示三叉神经根及其周围的细小血管影像，其敏感性可达 80%～95%，能够帮助术者预判是否存在复杂的血管压迫神经的情况，以便完善手术方案。MS-TN 的患者容易表现为非典型 TN，此类患者单纯 MVD 术后疼痛缓解率低，推荐同时行 PSR。

即便如此，截止到目前，不典型 TN 的治疗效果仍然差强人意。所以乙状窦后入路开颅手术仅可谨慎推荐给那些经历了多种其他外科治疗仍痛不欲生的患者，而且术中更加推荐 MVD+PSR 术式，尤其是针对 MS-TN 患者。

48. 高龄三叉神经痛患者的术式选择

首先应该明确的是，高龄并非乙状窦后入路开颅手术治疗 TN 的手术禁忌证，除非患者合并心、脑、肺等重要脏器严重功能障碍无法耐受手术。高龄 TN 患者在行 CPA 探查术时的术式选择方面一直存在争议。MVD 治疗 TN 术后有一定的复发率和无效率。对于一般患者一旦复发或无效可以再次手术探查，如发现有粘连、垫棉脱落等原因导致的血管重新压迫可再次行 MVD，如未发现血管压迫则可行 PSR；但高龄患者往往并存身体重要脏器的严重疾病，一般难以耐受二次麻醉和手术创面，勉强手术风险较大。因此，有人主张对于高龄患者不论术中探查有无发现血管压迫均行 PSR，以防万一手术无效或复发时面临两难境地。也有人认为即便是对于高龄患者 MVD 同样有效，破坏性的 PSR 对 TN 这类功能性疾病而言并非治疗的首选。TN 患者行 MVD 术后无效和复发的原因是多方面的。在行显微外科手术治疗之前，应进行详尽的检查，选择合适病例，术中仔细辨认避免遗漏责任血管，将压迫血管充分减压，选择合适大小和形状的减压垫棉，尽量降低复发率和无效率，这是使高龄患者规避二次手术风险的根本措施。探查无责任血管压迫或压迫不明确的病例中可能有一部分是术者经验欠缺等原因导致遗漏压迫血管，这也是 MVD 术后无效的一个原因；而对于 CPA 蛛网膜严重增厚、粘连病例，术中解剖开蛛网膜后，本来受牵拉的责任血管被松解而移位，远离神经根部，可能致使术者错误认为无责任血管压迫或压迫不明确，而且术后有可能因蛛网膜再次粘连牵拉而导致压迫复发；对于这两类病例 PSR 是一个可以接受的选择。因此，高龄 TN 患者行显微神经外科手术治疗的术式选择应根据术中探查的实际情况来区别对待。对于有明确血管压迫的病例，如无蛛网膜增厚、粘连，不论责任血管是何种类型，均行 MVD，不必再另加行 PSR；如有蛛网膜明显增厚粘连，则行 MVD+PSR；对于无血管压迫病例，则行 PSR；对于责任血管不明确的病例，则行 MVD+PSR。PSR 后的面部麻木虽必然出现，但老年人多可耐受而不影响患者的生活质量，故高龄 TN 患者行显微神经外科手术治疗选择术式时 PSR 的指征根据情况可适当放宽。

中日友好医院神经外科单一术者统计的 MVD 治疗 54 例高龄 TN 病例，年龄 70～79 岁，平均 74.8 岁，49 例（90.7%）合并有 1 种以上的重要脏器疾患。按选用术式不同分为 3 组。A 组 37 例患者行 CPA 三叉神经根 MVD，术中所见：12 例（32.4%）有 CPA 局部蛛网膜增厚、粘连；锐性解剖蛛网膜后探查责任血管为 SCA 26 例，SCA 合并静脉压迫 5 例，SCA 合并 AICA 压迫 2 例，SCA 合并 BA 压迫 2 例，SCA 合并 AICA 及 BA 共同压迫 1 例，单纯 BA1 例；如有压迫静脉则电凝后切断，然后将责任动脉推离三叉神经根部，以垫棉垫开血管彻底减压。B 组 5 例患者中 4 例（80%）有 CPA 局部蛛网膜增厚、粘连，探查未发现任何压迫血管，行三叉神经 PSR。C 组 12 例患者中有 8 例（66.7%）CPA 局部蛛网膜增厚粘连；责任血管均不明确，6 例疑为 SCA 压迫，3 例疑为岩上静脉压迫，疑为 SCA 合并静脉、AICA、SCA 合并 BA 压迫各 1 例；均在行 MVD 后再加行 PSR。全部病例中共有 24 例（44.4%）发现 CPA 局部存在显著蛛网膜增厚、粘连，均锐性解剖之。全部病例获 36～73 个月随访，平均 51 个月。A 组 37 例患者术后 89.2%（33/37）疼痛立刻消失，8.1%（3/37）疼痛明显减轻，出院时总有效率 97.3%，随访期间总有效率 86.5%（32/37），疼痛复发 4 例，占 10.8%，1 例（2.7%）无效，4 例复发病例中 2 例再次手术，术中均发现蛛网膜明显增厚、粘连（该 2 例首次手术中也发现蛛网膜增厚、粘连），压迫血管不明确，行 PSR 后均获治愈。B 组 5 例患者术后 80%（4/5）疼痛立刻消失，20%（1/5）疼痛明显减轻，没有无效病例，随访期间总有效率 100%，无疼痛复发病例。C 组 12 例患者术后 83.3%（10/12）疼痛立刻消失，16.7%（2/12）疼痛明显减轻，没有无效病例，随访期间总有效率 100%，无复发病例。本组随访期间总有效率 90.7%（49/54），复发率 7.4%（4/54），无效率 1.9%（1/54）。全部患者中并发症情况：行 PSR 者术后均有相应切断之三叉神经感觉根分布区的面部麻木，未行 PSR 的患者中有 3 例（8.1%）出现轻度面部麻木，随访期间均见不同程度好转，均不影响其生活质量；术后发生听力障碍 1 例，复视 1 例，随访期间好转；术后发生无菌性脑膜炎 1 例，出院时治愈。

49. 乙状窦后入路显微神经外科手术治疗三叉神经痛术后延迟治愈

HFS 术后 DR 常见。TN 患者在行 MVD 和（或）PSR 术后的恢复过程呈现出一定的多样性：大部分患者术后疼痛立即缓解，部分患者也可能会发生 DR，还有少部分患者术后疼痛一直得不到缓解，而从长期疗效来看也有部分患者存在着术后 TN 复发。术后疼痛未缓解的患者可能面临再次手术。然而，对于首次

MVD 和（或）PSR 术后无效的 TN 患者再次行手术治疗时手术的难度和风险明显增大。由于部分患者术后存在 DR，所以术后疼痛未得到立即缓解的患者不适合马上再次行手术治疗。但几乎还没有相关文献对 TN 行 MVD 和（或）PSR 治疗后 DR 进行过报告。

Sindou 等对 362 例行 MVD 的 TN 患者术后进行长期随访时发现有 13% 的患者术后会发生 DR。Inoue 等在对 31 例由单纯静脉压迫引起的 TN 行 MVD 术后的患者进行长期疗效观察时发现 3 例患者存在着 DR。

对于行 MVD 的 TN 患者，其可能存在影响长期疗效的因素，目前还不十分明确，可能与患者的年龄、性别、静脉压迫等方面有关。Barker 等认为 MVD 术后疼痛立即缓解的患者往往预示着其长期疗效较术后 DR 的患者更好。

为探讨 MVD 和（或）PSR 治疗 TN 术后 DR 及其影响因素，以及 DR 对术后长期疗效的影响，我们将 2009—2017 年在中日友好医院由同一术者实施 MVD 和（或）PSR 的临床资料完整的原发性 TN 患者纳入研究。治疗前后的疼痛程度使用巴罗神经学研究所疼痛评分进行评估。对比 DR 组和非 DR 组术前、术中及术后的差异，并分析各因素与 DR 之间的关联。进行统计分析后发现可能影响 DR 发生的相关因素包括性别、年龄、疼痛病程、疼痛侧别、累及神经支、疼痛类型（典型或不典型）、卡马西平初始治疗是否有效、既往其他 TN 手术史（如 PBC 等）、后颅窝容积、蛛网膜增厚粘连情况、责任血管构成类型、减压是否充分等。共 98 例患者被纳入这项研究，其中 DR 20 例（19%）。平均随访 5.39 年。术后 DR 组疼痛的持续时间平均 108 天。统计学分析发现没有任何因素会预示 DR 的发生，DR 的发生并不会影响到患者的长期疗效。

由于目前在手术治疗无效与 DR 之间还没有一个明确的判断时间节点，故对于术后疼痛未能得到立即缓解的患者选择再次手术治疗的时机仍然存在很大争议。Huang 等曾经对 MVD 术后 2 个月内疼痛无明显缓解的 TN 患者进行了伽马刀手术治疗，而 Xu 等则对 MVD 术后疼痛未得到缓解的 TN 患者观察至少 1 年以上才选择进行 PBC 等再次外科治疗。基于我们的研究结果，对于 TN 行 MVD 和（或）PSR 术后疼痛未立即缓解的患者，并不建议立即安排他们再次手术治疗；本研究发现，DR 患者术后疼痛持续的平均时长为 3 个月；所以，我们建议对于术后疼痛无立即缓解的患者应该至少观察 3 个月后再考虑再次手术治疗。同时，对于手术治疗无效的判断时间也应该界定在术后至少 3 个月以后。

50. 乙状窦后入路显微手术治疗三叉神经痛长期疗效相关影响因素

乙状窦后入路显微外科手术是治疗 TN 的首选外科方法，包括 MVD、PSR 两种手术方式。MVD 自 Jannetta 首次提出后，经过多年发展，目前是治疗 TN 中疗效最好和疼痛缓解时间最长的外科方法。而 PSR 自 1929 年 Dandy 提出后，因其术后面部感觉异常发生率较高，目前仅作为 MVD 的替代或补充手段，用于术中未发现责任血管或因其他原因无法满意减压的患者。近年来，乙状窦后入路显微外科手术治疗 TN 的有效率不断提高，但长期疗效仍不满意，有文献报道 MVD 术后长期疼痛完全缓解率为 70%～80%，而 PSR 术后长期疼痛缓解率为 67.69%～70%。同时对于 MVD 及 PSR 术后长期疗效的相关影响因素仍有较大争议。

MVD 治疗 TN 术后长期疗效的相关影响因素有以下几种。①性别：TN 在女性中发病率较高，但大部分文献中报道性别和 TN MVD 术后的长期疗效无关。在 Barker 等的大样本研究中指出性别是术后复发的相关因素，女性患者复发的可能性更高。此外，Bick 等的单因素分析（$P=0.016$）及多因素回归分析（$P=0.01$）均表明，男性拥有更好的长期疗效。②手术时患者的年龄：目前针对患者的年龄对 MVD 长期疗效的影响尚无统一定论。大部分学者认为患者手术时的年龄和 MVD 长期疗效无关，如 Gunther 等的研究表明，65 岁以上患者和 65 岁以下患者的 MVD 长期疗效没有统计学显著性差异。Nunta-Aree 等指出，老年人和年轻人均可从 MVD 中获得相似的收益，所以，MVD 可作为没有手术禁忌证的老年 TN 患者的首选外科治疗方案。然而也有部分学者认为年龄大的患者预后更好。Wei 等指出年龄大于 60 岁的患者长期疗效更好，他认为导致上述结果的可能原因是老年患者多有脑萎缩，所以后颅窝空间更宽敞，术中更容易做到充分减压。Bick 等的研究中也指出年龄大于 60 岁的典型 TN 患者可以获得更好的长期疗效。③疼痛侧别：TN 多发生于单侧面部，偶有双侧疼痛。国内外许多文献均报道疼痛侧别和 MVD 术后的长期疗效无关。Tyler-Kabara 等对 2264 例经 MVD 治疗的 TN 患者进行分析后指出，在典型 TN 患者中，双侧疼痛是长期疗效的负性预测因子（$P=0.001$），但对于非典型 TN，双侧疼痛和长期疗效无关。④病程：对于 TN 病程长短和 MVD 术后长期疗效之间的关系仍有争论。Barker 等指出，病程小于 8 年的患者更容易获得长期疼痛缓解。Sarsam 等则认为病程长对疼痛的长期缓解有不利影响，并指出病程每增加 1 个月，复发风险增加 0.3%[$HR=1.003$，95% CI（1.001，1.005），$P=0.01$]，其认为可能是长期血管压迫导致了神经不可逆转的损伤。有学者指出病程长的不典型 TN 患者预后较差。但另一部分学者并未发现病程的长短和 MVD 的长期疗效有关。⑤累及的神经支：TN 常累及三叉神经的 V2、V3支，V1 支较少累及。许多文献都报道 TN 累及的神经支和 MVD术后的长期结果无关。但也有少数文献报道 V2 支受累与更差的疼痛结局有关。⑥疼痛分型：TN 分为典型 TN 和不典型 TN，国内有学者认为典型 TN 的特点是疼痛为阵发性，反复发作；疼痛有明确的间歇期且间歇期，完全正常；有"扳机点"和明确的诱发动作；三叉神经功能正常。非典型 TN 的特点是疼痛时间延长甚至为持续性疼痛，但可有阵发性加重；无"扳机点"现象；有三叉神经功能减退的表现。绝大多数研究均认为典型 TN 的患者可获得较好的长期疗效。Li 等观察了 62 例经 MVD 治疗的 TN 患者，发现有 17 例患者由最初的典型表现逐渐变成为不典型表现，他认为这可能是导致这部分患者预后较差的原因，所以，TN 患者应该在具备典型表现阶段就进行 MVD 治疗。有研究指出，对于不典型 TN 患者，术前感觉丧失可能是预后不好的相关因素。Miller 等认为 TN 的疼痛是否典型是预测 MVD 术后长期疗效的最佳指标，持续性疼痛所占的比例越大则预后就越差。但也有少数研究认为疼痛是否典型和长期疗效无关。Sindou 等对 362 例有明确血管压迫并接受单纯 MVD 治疗的患者进行随访，发现典型 TN 和不典型 TN 患者在术后短期及长期预后上无明显差异，所以，不典型 TN 患者也应考虑行 MVD 治疗。此外，有学者根据阵发疼痛及持续疼痛所占的比例，将 TN 分为 1a 型（100% 的阵发疼痛）、1b 型（> 50% 的阵发疼痛）及 2 型（> 50% 的持续疼痛），发现随访患者中所有的 1b 型及 2 型患者均是从 1a 型演变而来，并指出持续疼痛的存在不会给预后带来负面影响。还有学者提出了混合性 TN，即部分患者同时出现了典型症状及非典型症状，这部分患者的 MVD 术后复发率明显高于典型 TN 患者。⑦术前对药物治疗的反应：目前有关 TN 患者术前对卡马西平等药物治疗的反应与 MVD 术后长期疗效之间关系的研究较少。Zhang 和 Miller 等均报道患者术前对药物治疗的反应和长期疼痛缓解无关。而 Bick 等进行了多因素回归分析发现患者术前对药物的反应越好则术后越容易获得长期疼痛缓解。⑧既往外科治疗史：近年来多位学者报道患者既往其他外科治疗不会对 MVD 的长期疗效造成影响，但以往也有学者指出既往手术史会对 MVD 的预后造成影响。如 Mendoza 和 Lee 等发现既往的三叉神经破坏性手术会导致 MVD 术后复发率增高。还有国内学者对 2826 例接受 MVD 治疗的 TN 患者进行了 1 年以上的随访，发现曾接受 MVD 或其他手术治疗的患者术后治愈率较无手术治疗史的患者低。⑨责任血管：压迫三叉神经 REZ 的责任血管可以是单纯动脉、单纯静脉或动脉 + 静脉，包括 SCA、AICA、BA、岩上静脉等，其中以 SCA 最常见。责任血管的构成情况对 MVD 术后长期疗效的影响尚不明确。国内外均有研究报道当动脉是责任血管或主要责任血管时，患者可以获得更好的长期疗效。Wei 等认为其原因可能是与静脉或动静脉混合性压迫相比较，动脉更容易与三叉神经分离而获得充分减压。也有研究报道责任血管的构成类型和 MVD 术后长期疗效无关。此外，Dumot 等对 55 例静脉作为唯一或主要责任血管的 MVD 术后患者进行随访，发现单纯静脉压迫和动静脉混合压迫的患者之间疗效没有差异。目前关于责任血管种类是否影响 MVD 疗效的研究较少。Sindou 等对比了以 SCA、AICA、SCA+AICA 及静脉为责任血管的患者，发现患者的预后与责任血管种类无关。⑩责任血管压迫的程度：不同学者对责任血管的压迫程度与 MVD 的长期疗效之间的关系持不同看法。Mendoza 等指出，MVD 术中发现有血管明确压迫神经（神经根有扭曲或移位）的患者更有机会保持长期无痛。在 Zhang 等的研究中也发现神经明显受压（神经根出现变形或切迹，图 32）的患者术后更容易获得良好的长期疗效。Sindou 等将神经血管压迫程度分为 I 级（血管与神经根接触，神经根未见明显压痕）、II 级（神经根发生移位或变形）、III 级（神经根有明显的压痕），发现神经受压越严重，则预后越好（P=0.002）。也有学者认为血管对神经根压迫程度越轻，术中减压操作越容易，术后长期疗效也就越好。还有少数学者的研究结果表明，责任血管的压迫程度不是 MVD 长期疗效的影响因素。⑪责任血管压迫的部位：责任血管对三叉神经根的压迫可发生在入脑干处至麦氏囊的任何部位，故术中应该对三叉神经根进行全程探查，以避免遗漏责任血管。有研究认为责任血管压迫三叉神经根环周或沿途的不同部位和 MVD 的手术效果无关。⑫术中是否加行 PSR：Bederson 等术中探查发现对责任血管压迫导致三叉神经根变形的患者行单纯 MVD，对三叉神经根与责任血管接触但未发生变形的患者行 MVD+PSR，对无责任血管压迫的患者行 PSR，发现 MVD+PSR 组的患者预后稍好，但没有统计学显著性差异。Wang 等对 316 例 TN 患者进行了 MVD 治疗，并对其中无明显血管压迫的患者加行 PSR，发现 MVD 组与 MVD+PSR 组的早期疗效相似，但长期随访发现 MVD+PSR 组疼痛复发率较高，其认为可能是无明显血管压迫的患者与有血管压迫的患者病理生理机制不同，PSR 能通过暂时阻断病理疼痛通路而起作用，但无法解决潜在的病理机制。Zhang 等回顾性分析了 210 例 TN 患者，其中 142 例接受单纯 MVD 治疗，另外 68 例患者接受 MVD+PSR 治疗，发现在术后短期疼痛缓解方面 MVD+PSR 组明显优于单纯 MVD 组，但随访 2 年后发现两组的疼痛缓解率无明显差异；同时他指出合并多发性硬化、术中未发现明确责任血管、术中责任血管处理不理想及高龄的患者应考虑行 MVD+PSR 治疗。⑬术后即刻疼痛缓解情况：MVD 术后可立即观察患者症状的变化情况，以预估患者的预后，因为大量文献报道术后疼痛立即消失的患者更容易获得良好的长期疗效。⑭其他因素：有学者报道患者术前的面部疼痛严重程度与术后的长期疗效无关。Cheng 和张开鹏等均发现患侧三叉神经多有萎缩，前者指出三叉神经的萎缩程度越重，MVD 术后的远期疗效就越好。Dumot 等发现有局灶性蛛网膜炎的患者长期预后较差（$P=0.0037$）。唐四强等认为蛛网膜索带卡压三叉神经根与 MVD 术后复发相关，故术中应仔细分离蛛网膜。

近年来，对于单纯 PSR 治疗 TN 的相关研究较少。一般而言，对于经 PSR 治疗的 TN 患者，其性别和年龄不会对预后产生影响。Bederson 等指出术前疼痛持续时间和 PSR 术后患者的预后无关。Young 等的研究中也发现患者的年龄、性别、疼痛侧别和病程长短对预后没有影响，但指出以下两种因素可能会导致患者 PSR 术后的长期疗效较差：①有既往手术史；②术前疼痛未累及 V3 支的分布区域。Young 等认为既往手术影响疗效的原因

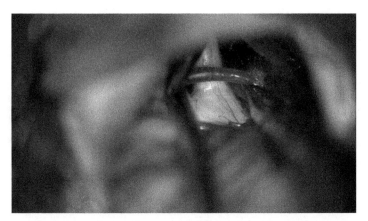

图 32　TN MVD：抬起责任动脉后发现其在三叉神经根部造成的压迹（彩图见彩插 28）

可能是手术改变了疼痛路径，从而降低了后续手术治疗的效果，而疼痛未累及 V3 支分布区域的患者预后较差是因为从后外侧切开三叉神经感觉根最可能阻断的是 V3 支的传导。此外，行 PSR 手术时切断感觉根的横截面面积对术后长期疗效的影响尚无文献报道。

为比较 MVD 和 MVD+PSR 治疗 TN 术后的长期疗效，并寻找可能影响 MVD 或 MVD+PSR 术后长期疗效的相关因素，我们将 2009 年 3 月—2017 年 12 月在中日友好医院神经外科接受 MVD 或 MVD+PSR 的 99 例原发性 TN 患者（40 例 MVD、59 例 MVD+PSR）纳入一项回顾性临床研究。所有患者均由同一位神经外科医师实施手术并获得长期随访。随访 13.2 ～ 118.8 个月，平均 63.0 个月。通过巴罗神经学研究所疼痛评分评价疗效。对比两组间长期疗效的差异并分析可能的相关因素与长期疗效间的关联。结果发现，MVD 组的患者（平均 55.1 岁）比 MVD+PSR

组的患者（平均 60.5 岁）更年轻（P=0.012）；MVD 组中 62.5%
和 MVD+PSR 中 69.5% 的患者拥有良好的长期疗效，后者略高，
Kaplan-Meier 生存分析显示两组的长期疗效之间无统计学显著性
差异（P=0.202）；我们分析了性别、年龄、病程、疼痛侧别、
累及神经支、疼痛类型、既往手术史、后颅窝容积、蛛网膜增
厚粘连情况、责任血管构成类型、是否充分减压、术后即刻疗
效等与两组患者术后长期疗效之间的关联，发现无任何因素与
MVD 术后的长期疗效相关；病程较长（OR=6.967，P=0.016）
与 MVD+PSR 术后长期疗效不佳显著相关，而单纯动脉压迫
（OR=0.131，P=0.013）与 MVD+PSR 术后良好的长期疗效显著
相关。结论：对于部分不适合接受单纯 MVD 治疗的患者，可以
考虑进行 MVD+PSR 治疗；对于 MVD+PSR，病程较长的患者
可能长期疗效较差，而单纯动脉压迫的患者可获得较好的长期
疗效。

综上所述，通过乙状窦后入路 MVD 或 PSR 治疗 TN 的技术
已经比较成熟，但依然有患者术后不能获得良好的长期疗效。目
前有关 MVD 及 PSR 术后长期疗效的相关影响因素仍有争议，且
这些可能的因素影响术后疗效的原因尚不明确，故需进一步深入
研究以明确上述因素对术后长期疗效的影响及其作用机制，从而
进一步提高手术治疗 TN 的有效性。

参考文献

1. 于炎冰.显微血管减压术与三叉神经痛//于炎冰.显微血管减压术.北京：人民卫生出版社，2015：138-161.

2. 姜晓峰，牛朝诗，傅先明，等.静脉压迫致三叉神经痛分型及手术策略.中华神经外科杂志，2017，33（9）：892-896.

3. 中华医学会神经外科学分会功能神经外科学组.中国显微血管减压术治疗三叉神经痛和舌咽神经痛专家共识（2015）.中华神经外科杂志，2015，31（3）：217-220.

4. Martínez-Anda JJ，Barges-Coll J，Ponce-Gomez JA，et al.Surgical management of trigeminal neuralgia in elderly patients using a small retrosigmoidal approach：analysis of efficacy and safety.J Neurol Surg A Cent Eur Neurosurg，2015，76（1）：39-45.

5. 常庆勇，段云平，高宝山，等.三叉神经痛与静脉压迫关系的探讨.中华神经医学杂志，2006，5（6）：637-638.

6. 舒凯，程立冬，王元星，等.显微血管减压术治疗单纯静脉压迫性三叉神经痛.中华神经外科杂志，2014，30（5）：508-510.

7. 漆松涛，朱蔚林，张喜安.静脉压迫性三叉神经痛的手术治疗（附33例临床分析）.中华神经医学杂志，2008，7（4）：388-392.

8. Matsushima T，Huynh-Le P，Miyazono M.Trigeminal neuralgia caused by venous compression.Neurosurgery，2004，55（2）：334-337.

9. Ko AL，Ozpinar A，Lee A，et al.Long-term efficacy and safety of internal neurolysis for trigeminal neuralgia without neurovascular compression.J Neurosurg，

中国医学临床百家

2015, 122 (5): 1048-1057.

10. Ashkan K, Marsh H.Microvascular decompression for trigeminal neuralgia in the elderly: a review of the safety and efficacy.Neurosurgery, 2004, 55 (4): 840-848.

11. Strauss C, Neu M, Bischoff B, et al.Clinical and neurophysiological observations after superior petrosal vein obstruction during surgery of the cerebellopontine angle: case report.Neurosurgery, 2001, 48 (5): 1157-1159.

12. 杨玉明, 王作伟, 崔壮, 等 . 三叉神经微血管减压术岩静脉特点及处理方法探讨 . 中华医学杂志, 2017, 97 (7): 522-524.

13. 张黎, 于炎冰, 郭京, 等 . 显微神经外科手术治疗高龄三叉神经痛病例的术式选择 . 中国微侵袭神经外科杂志, 2004, 9 (9): 398-399.

14. 于炎冰, 张黎, 徐晓利, 等 . 显微血管减压术后复发三叉神经痛的手术治疗 . 中华神经外科杂志, 2006, 22 (9): 538-540.

15. Zhang X, Xu L, Zhao H, et al.Long-Term Efficacy of Nerve Combing for Patients with Trigeminal Neuralgia and Failed Prior Microvascular Decompression.World Neurosurg, 2017, 108: 711-715.

16. Amador N, Pollock BE.Repeat posterior fossa exploration for patients with persistent or recurrent idiopathic trigeminal neuralgia.J Neurosurg, 2008, 108 (5): 916-920.

17. Günther T, Gerganov VM, Stieglitz L, et al.Microvascular decompression for trigeminal neuralgia in the elderly: long-term treatment outcome and comparison with younger patients.Neurosurgery, 2009, 65 (3): 477-482.

18. Wang DD，Raygor KP，Cage TA，et al.Prospective comparison of long-term pain relief rates after first-time microvascular decompression and stereotactic radiosurgery for trigeminal neuralgia.J Neurosurg，2018，128（1）：68-77.

19. Huang CF，Chiou SY，Wu MF，et al.Gamma Knife surgery for recurrent or residual trigeminal neuralgia after a failed initial procedure.J Neurosurg，2010，113 Suppl：172-177.

20. Hussain MA，Konteas A，Sunderland G，et al.Re-Exploration of Microvascular Decompression in Recurrent Trigeminal Neuralgia and Intraoperative Management Options.World Neurosurg，2018，117：e67-e74.

21. Lai GH，Tang YZ，Wang XP，et al.CT-Guided Percutaneous Radiofrequency Thermocoagulation for Recurrent Trigeminal Neuralgia After Microvascular Decompression：A Cohort Study.Medicine（Baltimore），2015，94（32）：e1176.

22. Bakker NA，Van Dijk JM，Immenga S，et al.Repeat microvascular decompression for recurrent idiopathic trigeminal neuralgia.J Neurosurg，2014，121（4）：936-939.

23. Sindou M，Leston J，Decullier E，et al.Microvascular decompression for primary trigeminal neuralgia：long-term effectiveness and prognostic factors in a series of 362 consecutive patients with clear-cut neurovascular conflicts who underwent pure decompression.J Neurosurg，2007，107（6）：1144-1153.

24. 种衍军，陈剑，王召平，等．三叉神经痛显微血管减压术后长期疗效及复发因素分析．中华神经外科杂志，2011，27（5）：449-453.

25. Capelle HH，Brandis A，Tschan CA，et al.Treatment of recurrent trigeminal

中国医学临床百家

neuralgia due to Teflon granuloma.J Headache Pain，2010，11（4）：339-344.

26. Xu W，Jiang C，Yu C，et al.Percutaneous balloon compression for persistent or recurrent trigeminal neuralgia after microvascular decompression：personal experience of 28 patients.Acta Neurol Belg，2018，118（4）：561-566.

27. Wang Y，Zhang S，Wang W，et al.Gamma Knife Surgery for Recurrent Trigeminal Neuralgia in Cases with Previous Microvascular Decompression.World Neurosurg，2018，110：e593-e598.

28. Nunta-Aree S，Patiwech K，Sitthinamsuwan B.Microvascular Decompression for Treatment of Trigeminal Neuralgia：Factors That Predict Complete Pain Relief and Study of Efficacy and Safety in Older Patients.World Neurosurg，2018，110：e979-e988.

29. Jafree DJ，Williams AC，Zakrzewska JM.Impact of pain and postoperative complications on patient-reported outcome measures 5 years after microvascular decompression or partial sensory rhizotomy for trigeminal neuralgia.Acta Neurochir（Wien），2018，160（1）：125-134.

30. Wu A，Doshi T，Hung A，et al.Immediate and Long-Term Outcomes of Microvascular Decompression for Mixed Trigeminal Neuralgia.World Neurosurg，2018，117：e300-e307.

31. Inoue T，Hirai H，Shima A，et al.Diagnosis and management for trigeminal neuralgia caused solely by venous compression.Acta Neurochir（Wien），2017，159（4）：681-688.

32. Zhang L，Zhang Y，Li C，et al.Surgical treatment of primary trigeminal

neuralgia：comparison of the effectiveness between MVD and MVD+PSR in a series of 210 patients.Turk Neurosurg，2012，22（1）：32-38.

33. Gao J，Fu Y，Guo SK，et al.Efficacy and Prognostic Value of Partial Sensory Rhizotomy and Microvascular Decompression for Primary Trigeminal Neuralgia：A Comparative Study.Med Sci Monit，2017，23：2284-2291.

34. Sindou M，Leston J，Howeidy T，et al.Micro-vascular decompression for primary Trigeminal Neuralgia（typical or atypical）. Long-term effectiveness on pain; prospective study with survival analysis in a consecutive series of 362 patients.Acta Neurochir（Wien），2006，148（12）：1235-1245.

35. Sarsam Z，Garcia-Fiñana M，Nurmikko TJ，et al.The long-term outcome of microvascular decompression for trigeminal neuralgia.Br J Neurosurg，2010，24（1）：18-25.

36. Oesman C，Mooij JJ.Long-term follow-up of microvascular decompression for trigeminal neuralgia.Skull Base，2011，21（5）：313-322.

37. Zhang H，Lei D，You C，et al.The long-term outcome predictors of pure microvascular decompression for primary trigeminal neuralgia.World Neurosurg，2013，79（5-6）：756-762.

38. Wei Y，Pu C，Li N，et al.Long-Term Therapeutic Effect of Microvascular Decompression for Trigeminal Neuralgia：Kaplan-Meier Analysis in a Consecutive Series of 425 Patients.Turk Neurosurg，2018，28（1）：88-93.

39. 王马军，赵明，杜国森，等.显微血管减压治疗原发性三叉神经痛的影响因素研究.中华神经外科疾病研究杂志，2017，16（2）：142-145.

40. Bick SK, Huie D, Sneh G, et al.Older Patients Have Better Pain Outcomes Following Microvascular Decompression for Trigeminal Neuralgia.Neurosurgery, 2019, 84 (1): 116-122.

41. Li ST, Pan Q, Liu N, et al.Trigeminal neuralgia: what are the important factors for good operative outcomes with microvascular decompression.Surg Neurol, 2004, 62 (5): 400-404.

42. Tyler-Kabara EC, Kassam AB, Horowitz MH, et al.Predictors of outcome in surgically managed patients with typical and atypical trigeminal neuralgia: comparison of results following microvascular decompression.J Neurosurg, 2002, 96 (3): 527-531.

43. Miller JP, Magill ST, Acar F, et al.Predictors of long-term success after microvascular decompression for trigeminal neuralgia.J Neurosurg, 2009, 110 (4): 620-626.

44. 刘厚强, 孟庆明, 叶成坤, 等. 微血管减压术治疗原发性三叉神经痛预后影响因素分析. 中华神经医学杂志, 2018, 17 (4): 402-405.

45. Dumot C, Brinzeu A, Berthiller J, et al.Trigeminal neuralgia due to venous neurovascular conflicts: outcome after microvascular decompression in a series of 55 consecutive patients.Acta Neurochir (Wien), 2017, 159 (2): 237-249.

46. Sindou M, Howeidy T, Acevedo G.Anatomical observations during microvascular decompression for idiopathic trigeminal neuralgia (with correlations between topography of pain and site of the neurovascular conflict). Prospective study in a series of 579 patients.Acta Neurochir (Wien), 2002, 144 (1): 1-12.

47. Cheng J，Meng J，Liu W，et al.Nerve atrophy in trigeminal neuralgia due to neurovascular compression and its association with surgical outcomes after microvascular decompression.Acta Neurochir（Wien），2017，159（9）：1699-1705.

48. 张开鹏，刘德财，刘学军，等．三叉神经萎缩对原发性三叉神经痛的诊断价值．中华神经外科杂志，2018，34（10）：1045-1049.

49. 唐四强，漆松涛，刘忆，等．原发性三叉神经痛显微血管减压术后复发相关因素的研究．中华神经外科杂志，2014，30（10）：1046-1049.

50. 郝杨，于炎冰，张瑜廉，等．非动脉压迫因素导致三叉神经痛的显微外科手术治疗．中华神经外科杂志，2019，35（3）：255-258.

（于炎冰　张　黎　整理）

乙状窦后入路手术治疗舌咽神经痛

51. 不典型舌咽神经痛

舌咽神经大部分是感觉纤维，其周围突一部分分布至舌咽部及鼓室，传导咽部、舌后 1/3 部、扁桃体区的感觉，以及鼓室和咽鼓管等处黏膜的痛温觉；另有少量纤维加入迷走神经耳支而达外耳道，传导外耳道和鼓膜后侧的痛温觉。典型 GN 主要表现为舌根部、咽部、扁桃体区的阵发性疼痛，但有一些 GN 的疼痛范围可能涉及外耳道、耳廓、耳后乳突区、下颌角前下方等，这些区域并不是舌咽神经的典型分布区，我们把这种类型的 GN 称作不典型 GN。不典型 GN 的其他临床特点还包括：①无明确扳机点；②疼痛发作时持续时间较长；③口服卡马西平治疗效果不明显。

导致这种不典型疼痛的原因可能有二个：①多根脑神经病变，如 PICA 及 AICA 的血管祥可以同时压迫多根脑神经如舌咽神经、迷走神经，从而使疼痛范围不仅仅局限于舌咽神经分布区域，故此有学者建议将 GN 的称谓改为迷走舌咽神经痛（vago-glossopharyngeal neuralgia，VGPN）；②相邻脑神经之间存在交通支，高信号冲动会由舌咽神经扩散到迷走神经，如 Tubbs 等探查 16 例尸体的后组脑神经，发现舌咽神经根与迷走神经根之间存在交通支的概率为 2.5%。

不典型 GN 往往需要早期手术干预。治疗典型 GN 的外科术式包括 MVD 及舌咽神经根、迷走神经根上部根丝 PR。关于不典型 GPN 的外科治疗方法选择文献罕有报道。中日友好医院神经外科单一术者 2007 年 1 月—2013 年 4 月应用 MVD 联合舌咽神经根及迷走神经根上部 2～3 根丝 PR 共治疗 13 例不典型 GN 患者，疼痛大多涉及耳前、耳屏、外耳道、耳廓、耳后乳突、内耳等，其中包括单纯内耳疼痛 2 例、单纯颈根部疼痛 1 例、单纯下颌角区疼痛 1 例；多数患者疼痛发作时持续时间较长，且服用卡马西平效果不良，仅 1 例患者存在明显扳机点；其中 1 例为经颅舌咽神经根及迷走神经根上部第 1 根丝切断术后无效患者；6 例合并同侧 TN；均采用枕下乙状窦后锁孔入路手术，探查舌咽神经根和迷走神经根 REZ，对未见责任血管压迫者，行舌咽神经根及迷走神经根上部 2～3 根丝切断术；对存在明确责任血管压迫者，将其充分游离，使其离开神经根部，选择大小和形状合适的垫棉置于责任血管与脑干和（或）后组脑神经之间以防止其复位，并加行舌咽神经根及迷走神经根上部 2～3 根丝切断；舌咽神经根及迷走神经根上部第 1 根丝切断术后无效的 1 例患者行迷走神经根上部第 2 ～ 3 根丝切断；6 例合并同侧 TN 患者均行三叉神经根 MVD；本组患者 7 例术中发现存在扁平颅底或后颅窝容积狭小；发现存在局部蛛网膜增厚粘连者 10 例；术中见存在血管压迫舌咽神经根及迷走神经根者 9 例（69.2%），其中 PICA 分支单独压迫 5 例（38.5%），PICA 主干单独压迫 3 例（23.1%），岩下静脉及 PICA 分支共同压迫 1 例（7.7%）；术中所见舌咽神经根与迷走神经根上部根丝之间均有交通支；13 例患者术后疼痛立即消失，总有效率100%；并发症情况：1 例出现听力下降，1 例出现偶发性干咳及无菌性脑膜炎，2 例出现轻度吞咽困难，其中一例伴有轻度声音嘶哑；应用 Taha 标准评定，疗效佳者 9 例（69.2%），疗效优者 4 例（30.8%）；术后对 13 例患者进行随访，最长 7 年，最短 8 个月，平均 4.4 年，随访期间治愈率为 100%，无 1 例疼痛复发；出现吞咽困难、声音嘶哑、听力下降等并发症的 4 例，随访期间症状全部消失；鉴于术中发现舌咽神经根与迷走神经根上部根丝之间存在交通支的探查结果，我们提倡在行 MVD 的同时行舌咽神经根、迷走神经根上部根丝 PR 以确保疗效。

52. 舌咽神经痛术后复发的处理

治疗 GN 的显微外科术式包括 MVD 及舌咽神经根、迷走神经根上部根丝 PR。前者的有效率在 90% ～ 100%，后者的有效率在 83% ～ 100%。虽然乙状窦后入路显微手术的疗效优良，但仍可见术后复发的患者。此前关于 GN 术后复发后外科处理的报道很少。经皮穿刺射频消融术因为定位困难和穿刺颈静脉孔的风险较大而已被弃用。立体定向放射外科（伽马刀）治疗 GN 有应用日渐增多的趋势，并有被用于 MVD 术后复发 GN 的报道，但舌咽、迷走神经纤细，定位困难，相比较显微手术而言有效率低、复发率高，这些都制约了其广泛应用，因此截止到目前还没有相对大宗病例的长期随访报道。鉴于以上原因，二次乙状窦后入路显微手术仍然是 GN 术后复发患者的首选外科治疗方法。

在术后复发患者二次手术的术式选择方面，因为相关的报道很少，因此尚不能从中得出有意义的结论。有学者报道 1 例 GN 患者，首次 MVD 术中发现责任血管为 VA 和 PICA，减压术后疼痛短暂缓解后复发；再次 MVD 术中将 VA 和 PICA 进一步推离神经根部，但术后无效；第三次术中探查发现舌咽神经根入脑干区有两支细小动脉未处理，彻底减压后疼痛消失。Price 等对 1 例行舌咽神经根切断术术后复发的 GN 患者行神经电生理监测下二次 MVD，术后疗效满意。

为探讨 GN 术后复发的再手术治疗策略，我们回顾性分析了 2006 年 1 月—2017 年 7 月收治的 21 例首次经枕下乙状窦后入路显微手术治疗后复发的 GN 病例，行再次手术治疗，均采用 MVD 联合舌咽神经根及迷走神经根上部根丝 PR。术中所见：所有患者后组脑神经附近蛛网膜均显著增厚、粘连；12 例（57.1%）

发现存在动脉性压迫，其中 PICA 主干和（或）分支压迫 9 例，VA 压迫 1 例，VA 合并 PICA 分支共同压迫 2 例，该 12 例患者均行责任动脉 MVD+ 舌咽神经根及迷走神经根上部 1 ～ 2 根丝 PR；9 例（42.9%）未见明确血管压迫，均行舌咽神经及迷走神经根上部 1 ～ 2 根丝 PR。所有患者随访 12 ～ 150 个月，平均 74.9 个月。术后所有患者疼痛即刻消失，随访期间无复发。术后出现吞咽困难、声音嘶哑、饮水呛咳、阵发性干咳、咽部异物感等，其中任一种或一种以上症状即认为后组脑神经功能障碍，共 8 例（38%），随访期间 7 例恢复正常，恢复时间为 0.5 ～ 6 个月，平均 2.6 个月，1 例（4.8%）遗有阵发性干咳、咽部异物感，但不影响患者生活质量；无面、听神经并发症。基于以上本组治疗结果，我们认为后组脑神经附近蛛网膜增厚、粘连及责任动脉压迫是 GPN 术后复发的主要原因；针对有责任动脉压迫的患者，再次手术时如果只实施 MVD，可能术后再次发生局部粘连而致疗效不佳，故以选择 MVD 联合舌咽神经根及迷走神经根上部 1 ～ 2 根丝 PR 为宜；而针对未见明确血管压迫者，则直接行 PR。

虽然包括吞咽困难、饮水呛咳、声嘶、阵发性干咳、咽部异物感等后组脑神经并发症，且在 GN 经颅手术各类术式中均最为常见，但理论上而言，神经根切断尤其是迷走神经根上部根丝 PR 术后更容易出现也更难以恢复。我们的病例均行舌咽神经根和迷走神经根上部第 1 ～第 2 根丝切断，术后 38% 的患者出现后组脑神经受损症状，但只有 1 例在随访期间未完全恢复，且对患者生活质量没有构成严重影响。需注意操作时后组脑神经附近的出血尽量不用双极电凝，而应以压迫止血为主。

参考文献

1. Hiwatashi A, Matsushima T, Yoshiura T, et al.MRI of glossopharyngeal neuralgia caused by neurovascular compression.AJR Am J Roentgenol, 2008, 191 (2)：578-581.

2. Rey-Dios R, Cohen-Gadol AA.Current neurosurgical management of glossopharyngeal neuralgia and technical nuances for microvascular decompression surgery.Neurosurg Focus, 2013, 34 (3)：E8.

3. Manzoni GC, Torelli P.Epidemiology of typical and atypical craniofacial neuralgias.Neurol Sci, 2005, 26 Suppl 2:s65-s67.

4. Sampson JH, Grossi PM, Asaoka K, et al.Microvascular decompression for glossopharyngeal neuralgia：long-term effectiveness and complication avoidance. Neurosurgery, 2004, 54 (4)：884-889.

5. Kandan SR, Khan S, Jeyaretna DS, et al.Neuralgia of the glossopharyngeal and vagal nerves：long-term outcome following surgical treatment and literature review. Br J Neurosurg, 2010, 24 (4)：441-446.

6. Ferroli P, Fioravanti A, Schiariti M, et al.Microvascular decompression for glossopharyngeal neuralgia：a long-term retrospectic review of the Milan-Bologna experience in 31 consecutive cases.Acta Neurochir (Wien), 2009, 151 (10)：1245-

中国医学临床百家

1250.

7. 张黎，于炎冰，徐晓利，等. 选择性舌咽、迷走神经根丝切断术治疗舌咽神经痛. 中华神经外科疾病研究杂志，2006，5（2）：159-162.

8. 方树民，张文学，袁冬，等. 原发性舌咽神经痛手术治疗中迷走神经的处理. 中国疼痛医学杂志，2006，12（6）：367-369.

9. Patel A，Kassam A，Horowitz M，et al.Microvascular decompression in the management of glossopharyngeal neuralgia：analysis of 217 cases.Neurosurgery，2002，50（4）：705-710.

10. 张黎，于炎冰，马延山，等. 显微神经外科手术治疗舌咽神经痛的术式选择和随诊观察. 中华神经外科杂志，2006，22（12）：745—747.

11. 张黎，于炎冰，徐晓利，等. 原发性舌咽神经痛显微外科手术治疗的并发症. 中国临床神经外科杂志，2006，11（4）：204-206.

12. Chen J，Sindou M.Vago-glossopharyngeal neuralgia：a literature review of neurosurgical experience.Acta Neurochir（Wien），2015，157（2）：311-321.

13. Pollock BE，Boes CJ.Stereotactic radiosurgery for glossopharyngeal neuralgia：preliminary report of 5 cases.J Neurosurg，2011，115（5）：936-939.

14. Yomo S，Arkha Y，Donnet A，et al.Gamma Knife surgery for glossopharyngeal neuralgia.J Neurosurg，2009，110（3）：559-563.

15. Stanic S，Franklin SD，Pappas CT，et al.Gamma knife radiosurgery for recurrent glossopharyngeal neuralgia after microvascular decompression.Stereotact Funct Neurosurg，2012，90（3）：188-191.

16. 李广峰，张黎，于炎冰，等. 不典型舌咽神经痛的外科治疗. 中华神经外科杂志，2015（8）：800-802.

17. Palanisamy D，Kyosuke M，Yasuhiro Y，et al.Management of Recurrent Glossopharyngeal Neuralgia Following Microvascular Decompression Surgery.World Neurosurg，2018，117：339-343.

18. Price SA，Davies O，Walsh P，et al.Case report：Recurrent glossopharyngeal neuralgia after previous glossopharyngeal rhizotomy：Microvascular decompression with intra-operative neurophysiology.Br J Neurosurg，2015，29（6）：883-884.

（于炎冰　张　黎　整理）

显微血管减压术术后并发症

53. 显微血管减压术术后颅内出血性并发症

功能神经外科手术的一个基本原则就是在解除患者病痛的同时不引发为患者所不能接受的严重并发症。困扰刚开始尝试行 MVD 的神经外科医师的一个主要问题就是术后严重并发症的发生。即使对有丰富 MVD 手术经验的医师，术中岩静脉出血、脑干穿动脉离断及术后小脑、脑干出血梗死等严重并发症也可导致灾难性后果。MVD 术后因 CPA、小脑半球血肿等而必须行后颅窝减压的概率为 0.3%～2.5%，其中约 1/3 患者最终死亡；加上术后远隔部位出血、脑梗死、脑积水、颅内感染、围手术期心肌梗死、肺栓塞等意外情况，MVD 的总病死率为 0.1%～1%。因此，对 MVD 围手术期风险进行评估、采取相应措施提高 MVD 手术的安全性、降低术后并发症发生率是一个极其重要的课题。

颅内出血是 MVD 后最严重的并发症，是患者致残、致死的主要原因。在一项旨在探讨 MVD 术后死亡原因及相关危险因素的临床研究中，我们回顾性分析了 2008 年 1 月—2015 年 12 月 8 年间在中日友好医院神经外科行 MVD 后死亡的 15 例脑神经疾病患者，分析患者死亡的原因，同时探讨患者性别、年龄、肥胖程度、疾病侧别、病程、高血压病史、糖尿病病史、心脏病病史、脑血管疾病史、呼吸系统疾病史、肝炎病史、内科疾病 ≥ 2 种、肝肾功能、凝血功能、WBC > 10×10^9/L、WBC < 4×10^9/L、HGB < 120g/L、心电图、美国麻醉学会术前身体状况分级（ASA）、责任血管种类、术中有无困难减压、术后 24 小时内收缩压 / 舒张压波动值等 23 个因素对术后患者死亡的影响。统计学方法先采用单因素分析，然后采用多因素 logistic 回归分析。MVD 术后总体病死率为 0.12%（15/12 239）。死亡原因：①与手术直接相关的并发症：颅内出血 9 例，急性爆发性颅内感染 2 例；②与手术间接相关的围手术期并发症：急性肺栓塞 2 例，急性心肌梗死 1 例，脑梗死 1 例。单因素分析结果显示，有 11 个因素与 MVD 术后死亡有关，分别为年龄、术后 24h 收缩压 / 舒张压波动、脑血管疾病史、呼吸系统疾病史、内科疾病 ≥ 2 种、凝血功能异常、ASA 分级、责任血管种类、困难减压、WBC < 4×10^9/L。进一步的多因素 logistic 回归分析显示有 4 个独立危险因素与 MVD 术后死亡有关，包括术后 24 小时收缩压波动、困难减压、内科疾病 ≥ 2 种、WBC < 4×10^9/L。我们发现，除围手术期急性心肌梗死、急性肺栓塞、脑梗死死亡外，MVD 术后

死亡原因依次为颅内出血、急性爆发性颅内感染。内科疾病≥2种、困难减压、术后24小时内收缩压波动值大是MVD术后死亡的独立危险因素。

MVD术后颅内出血、形成血肿可在术后数小时、数天，甚至1周后发生，难以精准预见，但多发生在术后24小时内。MVD术后颅内出血主要包括（按照发生率高低顺序排列）：手术侧CPA出血、小脑脑内血肿、蛛网膜下隙出血（subarachnoid hemorrhage，SAH）、脑室内出血、小脑半球静脉性梗死后出血、后颅窝硬膜外血肿、脑干出血、远隔部位出血等。早期发现术后颅内出血是救治成功的关键，术后24小时内应密切观察患者生命体征的变化。对于高龄、基础疾病复杂、困难减压、术中已发现有小脑半球损伤和（或）血管破裂出血的患者，尤其要提高警惕。当术后出现剧烈头痛、呕吐、烦躁、谵妄、血压波动范围大、嗜睡、意识淡漠等情况时应高度怀疑颅内出血的可能，立即行头部CT扫描，一旦发现颅内血肿，应积极根据血肿的情况和患者的状态决定紧急救治措施。此类患者脑疝发生的速度快，因此，及时的手术清除血肿和减压能有效地预防脑疝发生。术中血肿清除后，应根据脑压情况决定是否需要扩大骨性减压范围和开放枕大孔，根据幕上脑积水情况决定是否行侧脑室外引流术。当患者已出现昏迷、呼吸等生命体征不稳定等脑疝症状时，即使及时急诊手术减压清除血肿，往往也预后不良。

我们曾经研究了影响MVD术后颅内出血而再手术治疗患

者预后的相关因素，回顾性分析 2008 年 1 月—2017 年 6 月于中日友好医院神经外科行 MVD 治疗后因颅内出血而再手术治疗的 40 例脑神经疾病患者的临床资料，采用单因素分析和多因素 logistic 回归分析患者性别、年龄、疾病类型、疾病侧别、病程、内科疾病 ≥ 2 种、二次术前意识水平、术前 CT 表现（出血部位、出血量、第四脑室及脑干受压程度、幕上脑室扩张程度）、术前呼吸是否受影响、术后意识障碍是否好转、颅内感染、颅内再出血、气管切开、肺部感染、应激性溃疡、房颤、电解质紊乱等因素对患者最终预后的影响。结果：单因素结果分析显示，患者术前意识水平、脑室或脑干受压、术前呼吸是否影响、气管切开、术后意识是否改善可能影响 MVD 术后颅内出血再手术治疗患者的预后；多因素 Logistic 回归分析显示，术后意识是否改善 [OR=0.042，95% CI（0.002 ~ 0.789），P=0.034] 和术前呼吸是否影响 [OR=43.157，95% CI（1.505 ~ 1237.918），P=0.028] 是 MVD 术后颅内出血再手术治疗患者临床预后的独立相关因素。

颅内出血作为最严重的 MVD 术后致死性并发症，综合目前研究及相关文献中的报道情况，总结出 MVD 术后颅内出血的危险因素如下。

（1）术前因素：①年龄。尽管高龄人群脑血管疾病患病率较高，但目前认为高龄与 MVD 术后颅内出血关系密切的文献难以查及；相反，一些研究认为患者年龄与 MVD 术后发生颅内出血之间并无明显关联。例如，Yang 等曾对 2006—2011 年 59 例接受 MVD 治疗的高龄患者（平均年龄 74 岁）与 164 例接受 MVD 治疗的低龄患者（平均年龄 55 岁）进行对照研究，结果显示，尽管高龄组头痛、恶心、呕吐等术后并发症发生概率要大于低龄组，但高龄组并无发生严重术后并发症或死亡的病例。Sekula 等对 25 例接受 MVD 治疗的高龄 TN 患者及 25 例较为年轻的 TN 患者做了两组间的比较研究，认为高龄 TN 患者术后发生并发症或致死的概率与年轻 TN 患者相比并无明显差异。②术前血压。关于高血压病史或血压控制情况与 MVD 术后发生颅内出血之间关系的研究并不多见。Li 等曾报道了 3 例 MVD 术后迟发性出血病例，其中 1 例有高血压病史。陈国强等报道了 5 例 MVD 治疗 TN 致死的病例，其中 3 例有高血压病史。若将关注范围扩大到各类神经外科手术，则不难发现高血压与颅内出血之间关系密切，这在一定程度上体现出高血压病史可能与 MVD 发生术后颅内出血有所关联。③术前血糖。有关血糖异常与 MVD 术后颅内出血之间联系的报道与研究难以查及。陈国强等在报道 5 例 MVD 治疗 TN 致死病例时提及除去术后颅内出血的缘故，患者有糖尿病史也是导致死亡的重要原因之一；而专门探讨术前血糖情况与 MVD 术后颅内出血之间关系的研究尚未见报道。

（2）手术相关因素：①手术体位。Li 等在推测可能导致 MVD 术后发生颅内出血的因素时提出了手术体位不当这一因素，认为如患者颈部过度向健侧旋转、屈曲会使对侧颈静脉丛引流静脉血受阻，导致大脑或小脑半球发生静脉性出血性梗死，并推测 1 例患者 MVD 术后发生的颅内出血可能是通过这一机制所引发。②困难减压：由于各种原因导致 MVD 术中无法接近脑神经 REZ、确认责任血管困难、责任血管无法被满意推离 REZ、勉强推移责任血管有可能引发难以恢复的严重并发症或术中遇到难以控制的 CPA 出血等，从而使减压非常困难，甚至被迫放弃进一步操作，可定义为困难减压。这一概念最先由我们所提出，且已对此达成初步共识。困难减压这一概念涉及范围较广，如术中发现责任血管迂曲、延长并多处压迫 REZ；责任血管发出较多穿动脉至脑干；责任血管重度硬化；置入垫棉后责任血管难以避免地发生扭曲成角；因颅底凹陷、扁平颅底造成后颅窝容积狭小，从而难以接近或满意显露 REZ；蛛网膜严重增厚或粘连等。这些情况可能导致解剖困难、REZ 难以显露、术野显示不清及术中一旦出血将难以止血等后果。目前认为困难减压可能会导致并发症增多。③责任血管类型及数量。造成神经受压的责任血管的情况可能会对术后颅内出血有影响。责任血管为多根血管、VA 参与压迫等情况时，可能造成责任血管无法被满意推离 REZ。如责任血管再发出多支穿动脉至脑干，强行推移血管将可能造成穿动脉出血、脑干梗死等严重后果。④切断岩上静脉。岩上静脉指起于 CPA 汇入岩上窦的静脉，主要由脑桥静脉、小脑上脚静脉、小脑半球上静脉、水平裂静脉、半球下静脉、第四脑室外侧隐窝等静脉汇合而成。对于 MVD 治疗 TN 术中切断岩上静脉是否可能导致术后颅内出血这一问题，目前尚存在争论。更为普遍的观点是，切断岩上静脉属支会增加 MVD 术中或术后发生颅内出血的风险。Schmidek 等对 49 家开展 MVD 医院的病例进行回顾性分析，认为 MVD 治疗 TN 发生致死并发症最常见的原因是术中切断岩上静脉导致的小脑及脑干梗死。此外，小脑内出血、后颅窝硬膜下血肿也是致死的重要原因。王来兴等回顾性分析 207 例行 MVD 治疗 TN 的病例资料时引用文献陈述切断岩上静脉可能会造成同侧小脑半球和脑干的静脉引流障碍而出现脑组织肿胀和梗死性出血，并结合自身临床经验提出了术中对岩上静脉的处理应分别对待、不可随意切断的观点。陈国强等对 5 例 MVD 治疗TN 出现致死并发症的病例进行了报道，5 例全部出现术后颅内出血，且在术中全部切断了岩上静脉。作者在分别分析原因时提出术中处理岩上静脉不当（电凝切断岩上静脉时撕破岩上窦引起出血）导致术后岩静脉再次出血、术中切断岩上静脉导致小脑内畸形血管团血液回流障碍引发急性小脑肿胀致使发生脑疝、切断岩上静脉后使引流区毛细血管压力升高导致破裂出血是导致该组患者死亡的最重要原因。同时亦存在认为术中切断岩上静脉无重要不良影响的观点，如黄坤等对 15 例共 30 侧成人尸头标本经处理后逐一解剖、观察并测量岩上静脉的位置、形态、分支、归属及变异情况，以及其与第Ⅴ、第Ⅶ、第Ⅷ对脑神经的比邻关系，并对 60 例 MVD 手术进行观察、录像，观察岩上静脉的解剖特性，然后结合解剖及临床资料，得出 MVD 术中对作为责任血管和阻挡手术入路的岩上静脉属支可以完全切断这一结论，同时作者也强调了切断岩上静脉时不应过于随意，必须小心谨慎。⑤术中 CSF 释放过多、释放速度过快。MVD 术中为了获得更好的显露及更多的操作空间，术者势必会释放一部分 CSF，而术中 CSF 释放过多、释放速度过快被认为是导致 MVD 术后发生颅内出血的危险因素之一。Hanakita 等在文章中做出解释，认为 CSF 释放速度过快会使 ICP 迅速下降，从而使幕上结构变形，继而引发幕上桥静脉撕裂，最终导致硬膜下血肿。而 Li 等也认为 CSF 大量释放会使其总体容量降低，这将增加脑组织变形、桥静脉撕裂的风险，从而导致术后颅内出血的发生。⑥手术操作粗暴。如为了获得更好的术野显露而过度暴力牵拉小脑，可导致小脑挫伤从而引发颅内出血。此外，倪红斌等对 2105 例行 MVD 的患者中共 10 例发生术后颅内出血的病例进行分析，认为不当操作导致的创伤性动脉瘤形成是可能导致 MVD 术后发生颅内出血的原因。Hanakita 等也报道了 1 例由于创伤性动脉瘤引发术后 SAH 的病例。而创伤性动脉瘤可能是由于术中吸引器引发小动脉损伤所引起。⑦术者经验与量－效关系。国外学者对美国 1996—2000 年由 27 名医师在 305 家医院进行的 MVD 做了量－效分析，医院的手术量是 MVD 术后神经系统并发症的重要预测因子，医师的手术量是 MVD 术后神经系统并发症、出血相关并发症的重要预测因子；医师的年手术量越多，经验越丰富，MVD 术后颅内出血发生率越低。Kato 总结日本 23 家医院采用 MVD 治疗的 4865 例 HFS 患者，比较同一术者不同时期的手术疗效，强调术者经验对手术结果及并发症有重要影响。

（3）术后因素：术后血压波动大可能是导致 MVD 术后发生颅内出血的危险因素之一。倪红斌等认为血压波动是导致脑出血最直接的原因。赵卫国等对 1002 例行 MVD 患者进行手术疗效及并发症分析，在讨论 3 例由术后颅内出血导致死亡的病例时推测其原因可能包括术后血压波动。

倪红斌等对 2105 例行 MVD 的患者中共 10 例发生术后颅内出血的病例进行分析，认为血压变化、CSF 释放过快、术中对小血管出血止血不彻底、术中硬脑膜缝合不严密、创伤性动脉瘤形成、脑组织移位及岩上静脉损伤等术中因素是导致 MVD 术后发生颅内出血相对重要的原因。吕学明等对 1174 例采用 MVD 治疗脑神经疾病的患者做了回顾性分析，对术中及术后并发症进行研究，文中提及小脑损伤与患者头颈短粗、颅骨发育异常使得术者术中牵拉或压迫的力量大、时间长有关，且和血管神经走行关系、类型及蛛网膜粘连程度有关。赵卫国等对 1002 例行 MVD 患者进行手术疗效及并发症分析，在讨论 3 例术后颅内出血死亡病例时推测迟发型微量静脉渗血可能是导致这 3 例患者病情变化的主要原因，并提及血压波动的问题。Li 等报道了 3 例 MVD 术后迟发性颅内出血病例，推测导致该并发症的原因可能有 CSF 释放过快、小脑损伤导致的静脉出血、创伤性动脉瘤、颈部过度向健侧旋转屈曲等。Hanakita 等对 278 例行 MVD 治疗的 TN、HFS 的患者中 9 例发生严重并发症的病例做了报道并加以讨论，其中包含 1 例术后幕上急性硬膜下血肿、1 例小脑内血肿合并急性梗阻性脑积水、1 例创伤性动脉瘤致使术后 SAH，作者认为术中 CSF 释放过度、释放速度过快是引发幕上结构变形而导致幕上桥静脉撕裂、硬膜下血肿的重要原因。此外，术中吸引器头可导致小动脉的损伤，从而致使创伤性动脉瘤发生并破裂，造成 SAH。

我们回顾性分析了 2009 年 6 月—2014 年 12 月由中日友好医院神经外科某单一术者收治的 1490 例行 MVD 患者的病案资料，其中发生术后颅内出血者 14 例，2 例死亡。分析患者性别、年龄、疾病侧别、病程、高血压病史、入院前血压控制情况、入院时收缩压、入院时舒张压、手术入室时收缩压、手术入室时舒张压、手术结束返回病房时收缩压、手术结束返回病房时舒张压、术后 24 小时内收缩压波动值、术后 24 小时内舒张压波动值、血糖异常升高病史、入院前血糖控制情况、入院时空腹血糖、术中所见责任血管情况、术中有无困难减压、术中是否出现 CSF 释放过多和（或）释放速度过快现象共 20 个因素对患者术后发生颅内出血的影响。统计学方法先采用单因素分析，后采用多因素 logistic 回归分析。将该 14 例患者（出血组）与采用单纯随机抽样方法自 1476 例未出血患者中随机选出的 492 例未出血患者（非出血组）就上述 20 个因素进行对比统计分析。单因素分析显示出血组与非出血组在入院前血压控制情况（$P=0.047$）、血糖异常升高病史（$P=0.048$）、入院前血糖控制情况（$P=0.037$）、术中 CSF 释放过多和 / 或释放速度过快（P=0.001）以及术后 24 小时内收缩压波动值（P=0.029）5 个方面的差异具有统计学意义；两组在其他 15 个方面的差异无统计学意义。多因素 Logistic 回归分析显示入院前血糖控制情况 [OR=3.278，95% CI（1.048～10.254），P=0.041] 以及术后 24 小时内收缩压波动值 [OR=1.043，95% CI（1.010～1.077），P=0.010] 与术后颅内出血显著相关。结论：入院前血糖控制不佳以及术后收缩压波动值大是 MVD 术后发生颅内出血的独立危险因素，故对于收治入院前血糖控制不佳的患者，应注意监测患者血糖并进行必要的治疗，待血糖控制平稳后再考虑手术；而术后应严密监测患者血压，必要时加以干预，避免收缩压波动值过大。合并血糖异常升高病史或入院前血压控制不佳是 MVD 术后发生颅内出血的非独立相关因素，收治该类患者时应警惕，并应待血糖、血压控制平稳后再考虑手术；术中 CSF 释放过多和（或）释放速度过快也是发生术后颅内出血的相关因素之一，故术中应适量、缓慢地释放 CSF。

手术侧小脑脑内血肿为 MVD 术后较为常见的颅内出血，血肿多位于小脑半球外侧 1/3～1/2，发生于术后 3～10 天的迟发性血肿并不少见。应根据患者意识、循环、呼吸、血肿发生时间、血肿位置、大小、周边脑水肿、第四脑室受压、幕上脑积水等情况综合判断是否需急诊手术治疗。只有约 1/5 的小脑脑内血肿需急诊手术，一般只行血肿清除即可，不必开放枕大孔。及时手术后此类患者多预后良好。血肿发生发展迅速、血肿量较大者，无论手术与否均预后差。

MVD 术后手术侧 CPA 血肿也较为常见。因血肿引起的颅内压增高和血性 CSF 刺激，临床主要表现为剧烈头痛、意识淡漠，部分患者可因血肿挤压第四脑室或堵塞脑室 CSF 流出道而引发急性梗阻性脑积水，临床症状急剧恶化。少量出血、患者一般情况好者不必急于二次手术，一旦发现 CPA 巨大血肿应积极、及时地手术清除。二次手术时术者要有足够的耐心，边冲洗边分块清除血肿；血肿坚韧、周边结构不清时，不能强行剥离；一般血肿清除 2/3 即能达到减压目的。此类血肿即使手术及时清除，患者也往往难以完全康复。

MVD 术中出血直接流入蛛网膜下隙或术中止血不彻底及小脑表面挫伤渗血等原因所致的迟发出血均可导致 SAH，并可能通过第四脑室流出道逆行进入脑室系统形成脑室内出血。临床主要表现为严重头痛、高热、颈项强直，出血量多者可以出现意识障碍及生命体征变化。部分患者可伴发幕上急性梗阻性脑积水。出血量少、症状较轻者，可给予对症处理，早期应用防治脑血管痉挛药物。出血量多、症状严重者，可根据情况予以脑室穿刺外引流术或腰大池置管血性 CSF 外引流。

小脑半球急性静脉性梗死后出血多在 TN MVD 术中岩上静脉电凝闭塞、切断后发生，系因急性静脉回流障碍、小脑迅速肿胀，导致脑内血管破裂出血。临床较为少见，一旦发生预后极差。此种出血多发生在术后 12 小时内，表现为患者呼吸突然停止，数分钟后即可进入昏迷状态，病情急剧加重，短时间内可致枕大孔疝。因发病突然，多难以及时进行手术减压。因此，术者必须重视术中对岩上静脉的保护，如不得不对岩上静脉做电凝、切断处理，术后应密切关注患者病情变化，一旦出现意识、生命体征变化，应及时进行 CT 扫描检查，发现异常后即刻行后颅窝扩大减压、开放枕大孔，有可能挽救患者生命。

MVD 术后手术侧后颅窝骨窗附近急性硬膜外血肿不多见，系硬膜表面出血和切口止血不彻底所致。及时手术清除血肿可获满意的治疗效果，预后良好。

MVD 术后脑干出血是罕见的严重并发症，多发生在术野显露不佳或术中出血、术野模糊不清时误伤脑干、术后血压剧烈波动等情况下。根据出血量多少，其预后各异。出血量较大时，患者呈深昏迷状态、"针尖样"瞳孔、高热、呼吸衰竭，继而呼吸停止，因无有效的外科治疗手段，多在 24 小时内死亡；而出血量较小者，可逐渐吸收，预后良好。

MVD 术后幕上远隔部位出血少见，主要为急性或亚急性硬膜下血肿，双侧均可出现，硬膜外血肿则罕见。发生原因为术中 CSF 排放过快、过多导致大脑半球过快回缩，桥静脉被牵拉撕裂出血。术中切开硬膜时如遇 CSF 快速外涌，可先用棉片封堵，使 CSF 缓慢流出；闭颅前缓慢注入足量温生理盐水。急性出血者，应根据病情选择保守治疗或开颅血肿清除；量小者出血可被快速吸收，多不必外科处理，也不必使用脱水药。亚急性出血者如量较大，可行颅骨钻孔血肿外引流。及时的诊断治疗后，患者多预后良好。

MVD 术后颅内出血的预防措施如下。①正确的手术体位与微骨孔定位：Jannette 曾特别强调，手术的难易与体位有直接的关系，手术过程中需适时调整患者头位和显微镜光轴的导向以利于显露术野，防止过度牵拉小脑造成损伤。术野良好暴露的第一步是通过合理的微骨孔定位而不应靠牵拉小脑而获得。HFS、GN 的骨窗直径为 1.5～2.0cm，上缘不必显露横窦，前缘至乙状窦，下缘接近颅底水平。必要时可打开乳突气房以利于显露，但必须用骨蜡严密封闭。骨窗前缘越接近乙状窦，镜下操作过程中对小脑组织的牵拉越小，副损伤越轻微。TN 的骨窗上缘至横窦，前缘至乙状窦。②探查桥小脑角过程中的脑组织保护：满意的显露是 MVD 手术的成功关键，而开始探查 CPA 过程中的脑保护对防止脑组织损伤、出血等严重并发症至关重要。切开硬膜后，多数患者 CSF 释放并不充分，小脑的张力往往较高，如急于进一步深入探查，势必需强力牵拉小脑，从而可能会造成小脑损伤甚至出血。应在妥善保护脑组织的前提下，在显微镜下寻找 CPA 增宽的蛛网膜下隙，再锐性开放蛛网膜，必要时可开放枕大池，缓慢释放 CSF，待小脑张力下降后再逐渐深入。切开硬膜时偶可遇 CSF 快速大量外涌，可先用棉片部分封堵，使 CSF 缓慢流出。探查 CPA 时正确牵拉小脑半球是避免小脑出血的重要因素。释放 CSF 要耐心、缓慢，待脑压下降后再轻牵小脑。建议选用明胶海绵片妥善保护小脑后再用脑压板轻轻牵开小脑。为了避免脑压板的固定压力与脑搏动之间的矛盾，一旦获得操作空间后即可不使用脑压板。关于牵拉方向问题，有学者认为应向术者方向轻抬小脑，而不是简单地向中线压迫小脑，更有利于释放 CSF，而不需要对小脑过度牵拉。还有学者认为在缓慢释放 CSF 的同时，用脑压板沿小脑下外方将其抬高，并牵向术者方向，而不是单纯将小脑压向内侧。限制牵拉小脑的程度及持续时间对避免小脑损伤是非常必要的。Kondo 建议术中持续牵拉小脑半球的时间不宜超过 5 分钟，间隔应大于 2 分钟。③妥善处理岩上静脉：岩上静脉的处理是 TN MVD 术中最常遇到的问题之一，正确处理岩上静脉也是降低 MVD 手术出血性并发症的关键。术中应尽可能避免切断岩上静脉，如必须切断也尽可能减少切断的静脉属支数量。充分解剖岩上静脉周围蛛网膜袖，一般即可良好显露三叉神经根与天幕之间的术野，而不必切断岩上静脉。如充分解剖后显露仍有困难，则可尝试自听神经根处自下而上观察显露 REZ。如仍不成功再考虑切断静脉，在每切断一根岩上静脉属支后应观察数分钟，以了解小脑是否出现肿胀、ICP 是否发生变化等。如发现岩上静脉异常粗大或三叉神经根周围存在异常的静脉血管丛，在电凝时应采取非常谨慎的态度。当岩上静脉属支较短粗、游离度较小时，试图通过解剖蛛网膜或经听神经上方入路良好显露三叉神经根与天幕之间空间的尝试有时是徒劳和危险的，强力牵拉小脑半球可将岩上静脉主干自岩上窦处撕裂，造成意外的大出血，此类情况还以切断静脉为宜。电凝静脉时应贴近其小脑侧以较小功率反复烧灼，较粗的属支有时需分数次方能完全切断。偶可遇见牵拉或电凝过程中静脉破裂汹涌出血，往往令术者措手不及，吸净术野后耐心压迫止血是唯一的处理方法。一旦发生岩上静脉出血，手术止血时间往往长达半小时之久，且发生脑神经、小脑副损伤、术后出血的可能性增大。有学者指出，切断岩上静脉的电凝位置应在汇入岩上窦处远侧约 0.5cm 处，双极电凝的功率尽量小，最好是在冲水情况下电凝，减少大功率可能造成的静脉破裂、过度收缩和与双极电凝镊粘连撕裂，同时避免热传导造成神经及其周围组织的损伤。操作时先切断静脉的一部分，无出血后再将断端电凝数次，然后再完全切断，将再出血的概率降到最低。关颅前，应采取压颈或增加气道压力等方法适当增加 ICP，以了解静脉断端是否有活动性出血、小脑是否出现肿胀等情况发生。④血管减压过程中的动脉保护与止血：术中针对责任血管的操作应尽量轻柔，移位时应避免血管压迫、成角，尽量减少创伤性动脉瘤形成可能。国内学者发现术中某些小渗血止血不彻底可导致血肿形成，术中必须严密止血，尤其需重视颅壁上的渗血。术中锐性剥离操作时，要确保显微剪刀的尖端始终在可见视野范围内。责任血管游离后，应先将其抬起以了解其行程和穿动脉情况，确定减压垫棉的放置位置后，再进行推移和放置垫棉的操作。手术操作过程中的血管损伤，如为静脉或细小动脉损伤，可采用电凝或止血材料压迫止血。止血后切记要对术野反复冲洗，确认组织结构清晰后再继续下一步操作。当遭遇后颅窝狭小、术野显露不佳、血管周围粘连严重等困难减压情况，锐性剥离或推移血管时造成动脉主干损伤，出血凶猛，加之术野狭小、脑组织膨起，往往很难处理，预后凶险。大动脉出血压迫止血困难，往往需电凝止血，电凝后如动脉闭塞可造成小脑或脑干梗死。⑤关颅注意事项：建议关颅前充分冲洗观察是否止血满意，同时请麻醉医师将动脉血压适当升高，通过压颈或升高气道压力，监测是否有动脉性渗血或静脉出血。确认无出血后，在硬膜剪开处下方小脑表面放置一块明胶海绵，防止关颅前冲洗过程中和缝合时缝针损伤脑组织，也可避免硬膜外渗血进入蛛网膜下隙。关颅前应注入足够的温生理盐水。缝合硬膜时避免张力过大，致硬脑膜与颅骨内壁分离出现术后硬膜外血肿。利用切口的肌筋膜补片或人工硬膜将硬膜严密封闭至不漏水，避免皮下出血通过硬膜裂口渗至颅内。再次用骨蜡严密封闭骨缘乳突气房。使用小钛板修补颅骨缺损时不要用力过大以免螺钉误伤脑组织。严格按肌肉、筋膜、皮下组织、皮肤四层缝合切口，不留无效腔。

54. 显微血管减压术术后脑损伤并发症

MVD 术后脑损伤并发症包括小脑挫裂伤和脑梗死。

MVD 术后小脑半球挫裂伤可细分为小脑皮层和皮层下脑挫裂伤。小脑皮层挫裂伤多由于脑压板的移动对小脑皮层形成剪切力从而造成皮层损伤，临床表现为程度不等的头痛、头晕，甚至步态不稳、恶心、呕吐等。小脑皮层下挫裂伤主要是脑压板用力过猛造成小脑牵拉过度，可导致小脑水肿、出血，甚至在几天后出现迟发性小脑内血肿。术后发现有异常临床征象时应立即复查头颅 CT，必要时急诊行后颅窝减压、挫伤脑组织清除内减压和（或）枕大孔减压术。

MVD 术后手术侧小脑梗死少见，与术中小脑供血动脉损伤有关。小脑外侧部梗死更多见，其临床表现症状较轻微，可有呕吐、眩晕、头痛等，对症治疗即可，多不必手术治疗。小脑半球大面积梗死累及内侧时症状多较重，可出现平衡障碍、眼震、后组脑神经症状等，严重者可导致昏迷、呼吸循环衰竭。大面积梗死伴半球严重水肿或导致幕上急性梗阻性脑积水者应急诊行后颅窝、枕大孔减压和（或）侧脑室穿刺外引流术。

脑干梗死是 MVD 术后的严重并发症，多与术中损伤脑干供血动脉有关，虽极为少见，一旦发生后果严重。较轻者一般无生命危险，但神经功能障碍多难以完全恢复。急性重度脑干梗死进展迅速，预后极差，可在发病后数小时内昏迷，短时间内可致死。早期 MRI 检查多可明确诊断。针对脑干梗死本身缺乏外科治疗手段，继发的急性梗阻性脑积水可考虑行侧脑室穿刺外引流术。

55. 显微血管减压术术后脑神经损伤并发症

MVD 术后面瘫、听力障碍及三叉神经感觉根损伤（切断）后面部感觉异常等并发症在前文中已述及，此处不再赘述。现主要关注其他脑神经损伤并发症。

MVD 术后复视较为常见，多为双眼复视，系由于展神经或滑车神经受刺激引起，一般是可逆的，无须特殊治疗，症状多在 3 个月内自行缓解。但 TN MVD 术中滑车神经完全性损伤造成的复视多不可恢复，因此，在 TN MVD 术中锐性解剖三叉神经根周围靠近天幕侧蛛网膜时应特别小心。

平衡障碍、眩晕为 MVD 术后常见并发症，多为一过性，原因主要为：①术中对前庭蜗神经过度牵拉和骚扰，以及隔垫血管时造成神经血供障碍；②术中过度牵拉小脑。另外，术后复视的患者也常常伴有眩晕，应早期给予扩血管药物及高压氧治疗，多可在 3 个月内恢复，极个别患者遗有顽固性眩晕。

HFS、GN 术后后组脑神经损伤综合征并不少见，表现为声音嘶哑、吞咽困难、饮水呛咳、咽部感觉减退或消失、咽部异物感、阵发性干咳。一旦出现严重吞咽困难、饮水呛咳而影响患者进食，留置胃管、鼻饲流食、耐心等待往往是唯一选择。在等待神经功能慢慢恢复的过程中，针对患者的心理安慰治疗往往比营养神经等药物治疗更为重要。这个过程一般为 1～3 个月，最终无法恢复者少见。

MVD 术后患侧耳鸣常为一过性，长期持续性耳鸣发生率较低。耳鸣可为高调蝉鸣样、低调隆隆声或高低调混杂性质，大部分不影响患者生活质量。但术后手术侧听力丧失患者所伴发的同侧耳鸣往往更严重也更难以好转。减少术中对前庭蜗神经过度牵拉及骚扰，可减少术后耳鸣的发生率。早期进行扩血管药物及高压氧治疗，可有效缓解症状。

TN MVD 术后角膜感觉障碍是由损伤三叉神经感觉根第一支的神经纤维所致，表现为角膜感觉减退或消失、瞬目反射减退、角膜干燥、神经麻痹性顽固性角膜溃疡、角膜感染。如果角膜感染持续进展，可迅速引起前房积脓而导致角膜穿孔，且常并发虹膜炎，严重者可能需行眼球摘除术。此并发症较少见。在 TN MVD 术中行三叉神经 PSR 时，一定要严格掌握切断比例，切不可伤及三叉神经第一支的感觉纤维。因三叉神经感觉根颅内段并未明确分为三支，故实际 PSR 操作中更多依靠的是术者的经验。PSR 术后应及时进行角膜感觉检查，一旦发生角膜反射消失或已发现有角膜炎征象时，应立即通过滴眼药水、涂眼药膏、戴眼罩或防风眼镜、湿敷封盖患眼等措施给予妥善的角膜保护。若角膜已发生溃疡，可根据病情暂时或较长时间缝合眼裂，以防止角膜病变的继续发展。

56. 显微血管减压术术后脑脊液循环障碍相关并发症

MVD 术后 CSF 循环障碍相关并发症包括低颅压综合征、良性 ICP 增高症和脑积水。

低颅压综合征是 MVD 术后最常见的并发症之一，表现为头痛、头晕、眩晕、恶心、呕吐、血压偏低、脉率较快，部分高龄患者还可表现为一过性烦躁不安、精神异常，抬高头部症状加剧，放低头位后症状可部分缓解。MVD 术后 1～2 天应采取平卧位，鼓励患者多饮用淡盐水，根据患者心肺功能状况适当加快补液速度，以加快 CSF 的补充和循环。勿用高渗盐水及脱水药物。症状一般持续 12 小时至 2 天，很少超过 3 天。

颅内静脉窦血栓形成是引起 MVD 术后良性 ICP 增高症的主要原因，临床甚为少见，多发生在术后 2～4 周，住院期间发生者反而并不多见。其原因多为高凝状态、乙状窦或横窦受压导致血流动力学改变或感染。患者表现为顽固性头痛，伴有恶心、呕吐、进行性视力下降等，查体可发现颈部抵抗、视盘水肿。确诊依赖于影像学检查：MRI 可发现窦内血栓异常信号，MRV 能显示静脉窦闭塞情况，DSA 可清晰显示静脉窦闭塞程度及脑循环静脉相时间延长。治疗上主要以药物抗凝或溶栓为主，包括静脉内普通肝素治疗、皮下低分子肝素注射、尿激酶或 rt-PA 局部溶栓等，同时应用小剂量甘露醇和（或）甘油果糖降低 ICP。一般预后良好。

MVD 术后脑积水包括急性梗阻性脑积水和慢性脑积水。

急性梗阻性脑积水更常见，多继发于后颅窝血肿、SAH、脑室内出血、脑干出血等。除针对原发病因的外科治疗之外，必要时应积极行侧脑室穿刺 CSF 外引流术。

MVD 术后慢性脑积水较为少见，可分为梗阻性脑积水和交通性脑积水，多为一过性，原因多为继发于急性梗阻性脑积水或术中出血、感染等导致 CSF 循环障碍，MVD 术后如有必要及时行腰椎穿刺或腰大池引流，有利于降低其发病率。主要表现为头痛、头晕、耳鸣、呕吐、视物不清、记忆力减退、定向力障碍、情感障碍、情绪异常、步态不稳等。采用对症、降低 ICP、高压氧等保守治疗，脑积水多可随 CSF 循环恢复正常而消失，时间可长达数年。对于保守治疗无效的慢性脑积水，脑室 - 腹腔分流术往往是最终的选择。

57. 显微血管减压术术后颅内感染

事实上，MVD 术后颅内感染（postoperative intracranial infection，PII）并不多见，多发生在术后 3 ～ 4 天，表现为头痛加重、体温升高、颈抵抗，重症者甚至可出现意识障碍。外周血常规白细胞数增高，腰穿 CSF 外观混浊，甚至呈脓性，白细胞数可达数千，并伴有糖的降低。常见致病菌多为革兰阳性球菌，最常见葡萄球菌。治疗方面需注意：①早期经验性应用对葡萄球菌敏感的抗生素；②尽快确定致病菌后，足量、足疗程应用敏感抗生素；③必要时需行腰大池置管 CSF 持续引流；④加强全身支持治疗，如维持内环境稳定、间断输注血浆或清蛋白、营养支持等；⑤积极处理糖尿病等并发症。

MVD 术后短时间内发生急性重症爆发性 PII 者罕见，不易早期诊断和治疗，一旦发生容易导致灾难性后果。我们曾回顾性分析 2 例 MVD 术后急性爆发性 PII 病例，同时对相关文献进行复习，对其发生的可能原因、相关危险因素、常见致病菌及临床防治要点进行了分析。

病例 1：患者女性，63 岁，入院诊断为右侧 HFS。入院后完善实验室及影像学检查均未见异常。患者在全麻下行 HFS MVD，术中顺利，术后患者全麻清醒后安返病房，生命体征平稳。患者术后第 1 天神清、生命体征平稳。术后第 2 天出现轻度谵妄、躁动，但神清，血压、心率正常，体温不高，未予以特殊处理。术后第 3 天晨 7 点 30 分患者谵妄、躁动较前加重，体温 38.8℃；8 点急诊查血常规：WBC 18×10^9/L，中性粒细胞百分比 93%；9 点急查头颅 CT：右侧小脑半球外侧低密度影，幕上脑积水；疑为小脑半球外侧梗死导致幕上急性梗阻性脑积水，给予甘露醇等对症脱水后症状无好转且进行性加重；10 点 30 分逐渐出现昏睡，中午 12 点患者昏迷；遂急诊行枕后正中入路后颅窝探查、枕大孔减压术，术中见原手术骨窗处涌出大量黄白色脓性黏稠液体，量约 20ml，枕大池蛛网膜下隙可见脓性液体，量约 10ml，脓液均予以清除，敞开硬膜减压，术野留置引流，术中取脓液送细菌培养及药敏试验。术后患者一直呈昏迷状态。二次术后第 1 天查头颅 CT：幕上脑沟、脑池、左颞极可见多处低密度病灶；CSF 涂片：G^+ 球菌。二次术后连续 3 天 CSF 培养均为金黄色葡萄球菌；血培养第一次为金黄色葡萄球菌，第二、三次为阴性。联合应用万古霉素、哌拉西林他唑巴坦、美罗培南抗感染。二次术后第 3 天患者心率加快，血压下降，自主呼吸逐渐消失，双侧瞳孔散大，经抢救无效死亡。

病例 2：患者男性，54 岁，入院诊断：左侧 TN 并 GN。既往史：腰椎外伤后手术史，术后长期大小便功能障碍，曾反复发作泌尿系感染。术前尿常规检查示：WBC（HP）：338.7，其余检查无异常。在全麻下行左 TN、GN MVD，术中顺利，应用人工硬膜修补硬膜漏口，用钛片修补骨窗缺损，术后患者全麻清醒后安返病房，生命体征平稳。术后第 4 天患者出现剧烈头痛伴高热，体温高达 40℃。当日血常规示：WBC 21×10^9/L，中性粒细胞百分比 95%；先行腰椎穿刺，CSF 检查结果显示：黄色混浊，WBC 大量，蛋白 2.6g/L，糖 0.93mmol/L。CSF 细菌培养结果为金黄色葡萄球菌，根据药敏试验全身及鞘内应用注射用盐酸万古霉素，并行腰大池置管引流。每日监测 CSF 常规、生化，间断行 CSF 培养，患者症状有好转，术后第 18 天因注射用盐酸万古霉素已应用 14 天，且患者肝功异常进行性加重，遂停用注射用盐酸万古霉素。术后第 19 天患者头痛及发热症状有反复，术后第 20 天、第 23 天 CSF 培养结果分别为大肠埃希菌、人葡萄球菌，遂根据药敏结果静脉联合应用头孢他啶及哌拉西林他唑巴坦，症状逐渐好转，血常规及 CSF 各项指标逐渐趋于正常。治疗期间反复发作尿路感染，应用盐酸莫西沙星片和氟康唑胶囊后好转。术后第 23 天患者头痛突然加重，伴高热（39.2℃）；CSF 检查结果：白色混浊；WBC 大量，蛋白 1.51g/L，糖 1.70mmol/L；急诊行原手术伤口清创、钛片取出术。术后继续腰大池引流及全身应用头孢他啶及哌拉西林他唑巴坦，患者头痛、发热症状逐渐消失，血常规及 CSF 各项指标逐渐趋于正常。于术后第 31 天拔除腰大池引流管。术后第 42 天治愈出院。

MVD 术后短时间内发生急性重症爆发性 PII 者罕见，短时间内形成硬膜下积脓的病例则更为罕见。Nathoo 报道 3865 例颅内感染的病例中，后颅窝感染致硬膜下积脓的病例仅占 0.4%（13/3865）。

关于 PII 的相关危险因素，Korinek 报道，CSF 漏、急诊手术、Ⅱ类及Ⅲ类切口、手术时间＞4 小时及近期手术史是 PII 的独立危险因素。Erman、Lizan-Garcia 等认为患者高龄、分流手术、术中异物植入、糖尿病、术后 ICP 监测为 PII 的相关危险因素。国内靳桂明等对 PII 进行的流行病学调查结果显示，6 种主要危险因素为 CSF 漏、开放性颅脑损伤、后颅窝手术、手术时间＞4h、急诊开颅手术、颅内置管引流。

本组 2 例患者均非高龄，无糖尿病病史，均为择期后颅窝微创开颅术，手术时间短（≤1.5 小时），术后均未放置引流管，伤口无 CSF 漏。但是在极短的时间内均出现急性重症爆发性 PII：第 1 例患者术后第 2 天开始即出现症状（谵妄、躁动），但未引起足够重视，至术后第 3 天行枕大孔减压术时后颅窝原手术野已经形成大量脓液，并在极短的时间内迅速波及全脑，形成极少见的爆发性脑脓肿，脑组织发生较大范围严重水肿及坏死，很快因中枢神经衰竭死亡；第2例患者术后第4天即出现严重感染症状（剧烈头痛伴高热），首次检查CSF即呈脓性黄色浑浊。

发生PII的原因不外乎手术本身、患者的免疫力、细菌的致病力等几个方面。我们综合分析该2例患者发生急性重症爆发性PII可能的原因为：①后颅窝手术术中可能造成乳突气房向术野开放，气房内细菌可进入颅内；后颅窝硬膜切开后往往难以严密缝合，CSF漏出至皮下及肌层下，局部渗血及坏死组织易混入CSF，并进入颅内；②近年来，PII发生率似有所上升，可能与人工硬膜、颅骨修补材料等植入物在神经外科手术中应用的日趋广泛有关；该2例患者术中放置的植入物（MVD所必须使用的涤纶垫棉、非必须使用的人工硬膜及钛片）可能为病原菌的存活和繁殖、扩散提供了条件；③手术创面应激和全身麻醉使术后短期内机体免疫力急剧降低；④患者术前可能存在手术部位邻近组织的感染（如中耳炎、乳突炎等）和（或）远隔部位感染（第2例患者术前有明确的泌尿系感染及反复发作病史）和（或）某些隐源性感染，由于自身免疫系统保护，术前患者可能并无明显的临床表现，但病原菌会长期聚集和繁殖，并由于机体免疫的选择性，其致病性逐渐增强，一旦机体的免疫力降低，这些高致病力的细菌便会乘虚而入；⑤季节因素：Venkatesh等认为，颅内感染率有明显的季节性，其报道64.3%的PII发生在夏季，本组2

例均发生在夏季（6月及9月）。

针对以上分析，我们认为除加强围手术期常规预防感染措施之外，还应注意：①后颅窝手术（尤其是乙状窦后入路）术中可能造成乳突气房开放，因此应按照Ⅱ类切口处理，必须预防性应用抗生素，气房开放后立即用骨蜡严密封闭，硬膜做严密缝合至不漏CSF，必要时用伤口局部自体筋膜修补；②针对感染高危患者尽量避免应用非必须使用的植入物如人工硬膜、钛片等，本组第2例患者虽经及时正规的抗生素治疗，但其PII多次反复，病情凶险，后取出钛片植入物后方治愈；③重视术前全面评估患者一般状态及体内可能存在的感染灶，发现问题及时处理后再手术，本组第2例患者术前即发现存在泌尿系感染且有反复发作病史，但未做处理即实施手术，不排除此处感染血行播散至颅内之可能。

早期确诊对于急性重症爆发性PII的及时治疗、获得好的预后至关重要。PII的临床表现包括头痛、发热、呕吐、意识障碍、脑膜刺激征等。相关影像学检查包括：头颅CT可对形成脓肿的颅内感染做出方便、快速的诊断；MRI可及时发现硬膜下、脑沟、脑池内的积脓；MRI DWI弥散成像对于鉴别脑脓肿与其他可表现为环形强化的病变有较大价值。CSF检查应作为PII确诊的重要指标。美国疾病控制中心指南关于颅内感染的诊断至少包含下列标准之一：① CSF病原微生物培养阳性；②排除其他已知原因的发热（＞38℃），并包含下述条件之一：a.CSF白细胞计数增高（多核细胞 >50%），CSF 蛋白浓度增高，CSF 糖含量降低（< 15g/dl）； b. CSF 病原微生物涂片阳性。如开颅术后患者出现上述症状，周围血常规显示中性粒细胞明显增高，应怀疑 PII 之可能，切不可因症状发生于术后早期而延误进一步检查。发现 CSF 白细胞计数明显增高并以多核细胞为主、含糖量降低时即应高度怀疑 PII，并立即开始经验性抗生素治疗，不必等待细菌培养结果。CSF 细菌培养 2 次阳性且为同一菌株则可确诊 PII。本组第 1 例患者术后第 2 天出现轻微谵妄、躁动，但未引起医师足够重视而未做进一步检查和处理，在一定程度上延误了早期确诊时机。

对于急性爆发性 PII 病例，必要的神经外科手术干预可以缓解高颅压、减少局灶性神经功能损伤。Boto 认为及时应用广谱抗生素、及早行颅内脓肿引流、针对顽固性高颅压者行去骨瓣减压术是治疗此类患者的关键。TaHa 报道了 2 例急性 PII 病例，1 例行枕下开颅脓肿清除术，术后随访 11 年，神经功能完全恢复；1 例静脉应用抗生素，并针对幕上脑积水行脑室－腹腔分流术，术后随访 10 个月，除右侧展神经轻度麻痹外，神经功能亦完全恢复。本组第 1 例患者虽然行后颅窝探查、枕大孔减压术，但当时患者已昏迷，实际上已错过最佳手术减压时机。

关于与 PII 相关的常见致病菌种，Barker、Bekar 等在总结大宗病例后得出 G$^+$ 球菌为 PII 主要致病菌的结论。McClelland 报道了 2111 例神经外科手术患者，PII 发生率为 0.6%（16/2111），最常见的致病菌为葡萄球菌（8例，占50%）。山东大学齐鲁医院分析6891例神经外科手术中术后感染葡萄球菌30例，其中表面葡萄球菌27例，占90%，均应用万古霉素治疗，除2例因呼吸循环衰竭死亡外，其余均好转或痊愈。本组第2例病例CSF培养结果均为葡萄球菌，与文献报道的常见致病菌一致。故对于可疑急性爆发性PII患者，应经验性针对金黄色葡萄球菌、表皮葡萄球菌及时应用万古霉素，必要时可小剂量鞘内注射。在得到确切的细菌学证据之后，应足量、足疗程使用敏感抗生素，并警惕致病菌发生变化的可能，根据重复进行的药敏结果及时对抗生素进行调整。腰大池置管CSF持续引流对于重症颅内感染的治疗价值无须赘述，本组第2例病例的治疗成功即部分得益于及时的CSF持续引流。我们拔除腰大池置管的指征为：①患者头痛基本消失，体温正常3天以上；②连续3次血常规正常；③连续3次CSF化验正常；④夹闭引流管24小时患者症状无反复；⑤复查头颅CT无幕上脑积水。引流管放置时间原则上不应超过14天，必要时应更换引流管继续引流。

在充分应用抗生素基础上，短时间内可酌情加用一定量的糖皮质激素以改善患者症状。此外，大多数PII患者由于卧床、创面、机体的应激反应等原因，机体抵抗力会明显下降，此时注意营养支持，适当输注血浆、免疫球蛋白等以提高患者的抵抗力，改善患者的一般状况。

58. 显微血管减压术术后无菌性脑膜炎

MVD 术后无菌性脑膜炎的发生率其实远高于颅内感染，其在临床症状方面难以与感染相鉴别。发病相关因素包括：①后颅窝硬膜切开后往往难以严密缝合，CSF 漏出至皮下及肌层下，局部渗血及坏死组织也易混入 CSF 并进入颅内，引发无菌性炎症；② MVD 术中血管减压应用的人工材料为涤纶（聚对苯二甲酸乙二醇酯纤维）减压垫片，术中还应用人工硬膜、颅骨修补材料等植入物，这些人工材料、植入物导致的自体排斥反应是导致无菌性脑膜炎的主要因素之一。患者主要表现为发热、较重的头痛，脑膜刺激征阳性，外周血白细胞数正常或稍高。腰椎穿刺是必要的诊疗手段，测量 CSF 初压多升高，色淡红或淡黄，白细胞计数高，蛋白含量高，而糖含量正常，培养无细菌生长。腰椎穿刺 3～5 次以后，高蛋白、高免疫细胞的 CSF 被释放，由新生的 CSF 替换，患者症状可逐渐缓解。必要时可行腰大池置管引流术。上述措施应用后仍无法控制无菌性炎症时，再次手术将钛片等颅骨修补材料植入物取出往往是最终的唯一选择。

钛是已知的组织相容性最好的金属之一，钛合金材料是目前应用范围最广泛的颅骨修补异体材料。即便如此，用于修补颅骨缺损的钛合金网板对于极个别过敏体质的患者仍然可能存在严重超敏反应，表现为切口愈合不良、红肿，部分裂开并伴溢液，同时伴有顽固性头痛和发热，如反复腰椎穿刺无效，需要在局部麻醉下取出钛板，术中同时要去除残留的缝线和骨蜡残渣，仔细观察硬脑膜是否严密缝合，有无 CSF 漏，必要时予以修补。术后必要时需再行腰椎穿刺 2 ～ 3 次，置换含有高免疫细胞的陈旧 CSF。因排异反应而不得不取出垫棉者极其罕见。

59. 杜绝脑脊液漏

CSF 漏是 MVD 术后常见并发症之一，分为切口漏、鼻漏、耳漏，表现为切口渗液或患者在侧卧或低头时有无色透明液体从鼻腔或耳道流出，或感觉咽喉部间断有带咸味的液体流入。其发生率为 2% ～ 8%，多出现在术后 2 ～ 3 天内，可能引起逆行性颅内感染而致严重后果。

预防术后 CSF 漏的对策包括：①硬膜应尽可能严密缝合。②术中如遇乳突气房开放，应及时填充骨蜡封闭，关颅时硬膜修补后，应再次用骨蜡对骨缘进行涂抹封闭；缝合肌层时注意针持、缝合针等手术器械不要剐蹭骨蜡以免使其脱落。③切口分层严密缝合，消灭无效腔。④术后保持血压及颅内压平稳，保证患者足够的营养摄入，监测并控制血糖，慎用激素。

术后切口漏渗出量不多者，可采用局部升压包扎或加强缝合并升压包扎的方法处理；如切口愈合不良、渗出量多者，应及时进行切口清创，封闭硬膜，严密缝合肌层。症状较轻的鼻漏或耳漏，可采用半卧位或抬高头位并偏向健侧，置漏口于高位以利于愈合；严禁填塞或冲洗鼻腔和外耳道，防止逆行感染；同时避免用力打喷嚏、剧烈咳嗽、便秘等能引起 ICP 增高的动作；经上述措施治疗 3～5 天仍有 CSF 漏者，可行腰大池置管 CSF 外引流术，一般在 1 周左右可以治愈。对于 CSF 漏量较大、保守治疗无效者，应及时进行切口清创，用骨蜡完全填充乳突气房，修复硬膜漏口，切口严密缝合。

参考文献

1. Huh R，Han IB，Moon JY，et al.Microvascular decompression for hemifacial spasm：analyses of operative complications in 1582 consecutive patients.Surg Neurol，2008，69（2）：153-157.

2. Hyun SJ，Kong DS，Park K.Microvascular decompression for treating hemifacial spasm：lessons learned from a prospective study of 1，174 operations. Neurosurg Rev，2010，33（3）：325-334.

3. Kalkanis SN，Eskandar EN，Carter BS，et al.Microvascular decompression surgery in the United States，1996 to 2000：mortality rates，morbidity rates，and the effects of hospital and surgeon volumes.Neurosurgery，2003，52（6）：1251-1261.

4. Dubey A，Sung WS，Shaya M，et al.Complications of posterior cranial fossa surgery-an institutional experience of 500 patients.Surg Neurol，2009，72（4）：369-375.

5. 于炎冰. 显微血管减压治疗颅神经疾病的现状与发展. 中华神经外科杂志，2007，23（10）：721-723.

6. McClelland S 3rd，Hall WA.Postoperative central nervous system infection：incidence and associated factors in 2111 neurosurgical procedures.Clin Infect Dis，

2007，45（1）：55-59.

7. Erman T，Demirhindi H，Göçer AI，et al.Risk factors for surgical site infections in neurosurgery patients with antibiotic prophylaxis.Surg Neurol，2005，63（2）：107-112.

8. 靳桂明，董玉梅，张瞿璐，余爱荣，等 . 开颅手术后颅内感染相关危险因素的 Logistic 回归分析 . 中国临床神经外科杂志，2008，13（03）：149-151.

9. Hughes DC，Raghavan A，Mordekar SR，et al.Role of imaging in the diagnosis of acute bacterial meningitis and its complications.Postgrad Med J，2010，86（1018）：478-485.

10. 张伟，江玉泉，吴承远，孙恩华，苗立峰，王磊，等 . 颅脑术后颅内葡萄球菌感染的临床分析 . 中国神经精神疾病杂志，2008，34（05）：287-290.

11. 倪红斌，陆天宇，金伟，徐武，梁维邦，等 . 显微血管减压术后颅内出血的原因分析及预防 . 立体定向和功能性神经外科杂志，2013，26（06）：331-333.

12. 赵卫国，濮春华，蔡瑜，李宁，沈建康，卞留贯，等 . 1002 例颅神经疾病微血管减压手术疗效和并发症分析 . 上海交通大学学报（医学版），2006，27（07）：：778-780.

13. Li N，Zhao W，Pu C，et al.Delayed hemorrhage following microvascular decompression. Three case reports.Neurol Med Chir（Tokyo），2007，47（4）：186-188.

14. 陈国强，李锐，郭京 . 三叉神经痛微血管减压术导致患者死亡的手术并发症 . 立体定向和功能性神经外科杂志，2004，17（01）：44-46.

15. 中华医学会神经外科学分会功能神经外科学组，中国医师协会神经外科医师分会功能神经外科专家委员会，北京医学会神经外科学分会，中国显微血管减压术治疗脑神经疾患协作组．中国显微血管减压术治疗脑神经疾患围手术期风险专家共识（2015）．中华神经外科杂志，2015，31（10）：978-983．

16．于炎冰．努力提高显微血管减压术的治疗水平．中华神经外科杂志，2016，32（4）：325-328．

17．赵有让，于炎冰，张黎，袁越，张思迅，李锐，等．显微血管减压术后的死亡原因及危险因素分析．中华神经外科杂志，2017，33（2）：154-159．

18．杨文强，于炎冰，张黎，刘向东，徐晓利，许骏，等．后颅窝微创开颅术后急性爆发性颅内感染二例并文献复习．中华神经外科杂志，2014，30（3）：282-285．

19．刘永博，王小花，刘学来，杨培中，刘向东，张黎．腰大池置管引流治疗显微血管减压术后无菌性脑膜炎．中华神经外科疾病研究杂志，2014；13（5）：467-468．

（于炎冰　张　黎　整理）

出版者后记
Postscript

科学技术文献出版社自 1973 年成立即开始出版医学图书，40 余年来，医学图书的内容和出版形式都发生了很大变化，这些无一不与医学的发展和进步相关。《中国医学临床百家》从 2016 年策划至今，感谢 600 余位权威专家对每本书、每个细节的精雕细琢，现已出版作品近百种。2018 年，丛书全面展开学科总主编制，由各个学科权威专家指导本学科相关出版工作，我们以饱满的热情迎来了《中国医学临床百家》丛书各个分卷的诞生，也期待着《中国医学临床百家》丛书的出版工作更加科学与规范。

近几年，中国的临床医学有了很大的发展，在国际医学领域也开始崭露头角。以北京天坛医院牵头的 CHANCE 研究成果改写美国脑血管病二级预防指南为标志，中国一批临床专家的科研成果正在走向世界。但是，这些权威临床专家的科研成果多数首先发表在国外期刊上，之后才在国内期刊、会议中展现。如果出版专著，又为多人合著，专家个人的观点和成果精华被稀释。为改变这种零落的展现方式，作为科技部所属的唯一一家出版机构，我们有责任为中国的临床医生提供一个系统展示临床研究成果的舞台。为此，我们策划出版了这套高端医学专著——《中国医学临床百家》丛书。

"百家"既指临床各学科的权威专家，也取百家争鸣之义。

丛书中每一本书阐述一种疾病的最新研究成果及专家观点，按年度持续出版，强调医学知识的权威性和时效性，以期细致、连续、全面展示我国临床医学的发展历程。与其他医学专著相比，本丛书具有出版周期短、持续性强、主题突出、内容精练、阅读体验佳等特点。在图书出版的同时，同步通过万方数据库等互联网平台进入全国的医院，让各级临床医师和医学科研人员通过数据库检索到专家观点，并能迅速在临床实践中得以应用。

在与作者沟通过程中，他们对丛书出版的高度认可给了我们坚定的信心。北京协和医院邱贵兴院士说"这个项目是出版界的创新……项目持续开展下去，对促进中国临床学科的发展能起到很大作用"。中国人民解放军第二军医大学孙颖浩校长表示"我鼓励我国的泌尿外科医生把自己的创新成果和宝贵的经验传播给国内同行，我期待本丛书的出版"；北京大学第一医院霍勇教授认为"百家丛书很有意义"。我们感谢这么多临床专家积极参与本丛书的写作，他们在深夜里的奋笔，感动着我们，鼓舞着我们，这是对本丛书的巨大支持，也是对我们出版工作的肯定，我们由衷地感谢作者的支持与付出！

在传统媒体与新兴媒体相融合的今天，打造好这套在互联网时代出版与传播的高端医学专著，为临床科研成果的快速转化服务，为中国临床医学的创新及临床医师诊疗水平的提升服务，我们一直在努力！

科学技术文献出版社

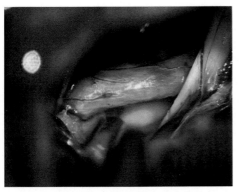

彩插 1　HFS 合并顽固性致残性耳鸣 MVD 术中见 VA 同时压迫面听神经（见正文 P020）

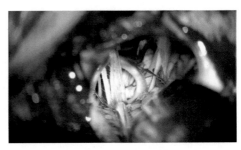

彩插 4　HFS 合并 GN，术中见 PICA 分支同时压迫后组脑神经和面神经根（见正文 P046）

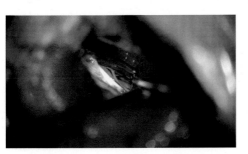

彩插 2　PICA 分支压迫中间神经根（见正文 P031）

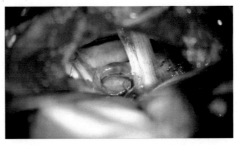

彩插 5　GN MVD：VA 及 PICA 分支压迫后组脑神经（见正文 P105）

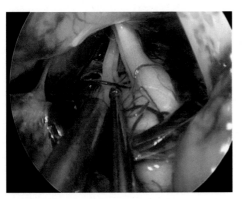

彩插 3　内镜下发现 SCA 分支压迫三叉神经运动支（见正文 P034）

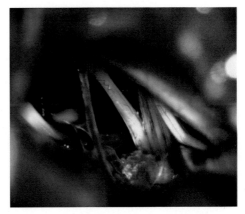

彩插 6　舌咽神经根较粗大，迷走神经根丝较少且较粗大（见正文 P108）

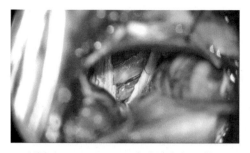

彩插 7 HFS MVD：VA 为次要责任血管，
其下方的 PICA 主干为主要责任血管
（见正文 P132）

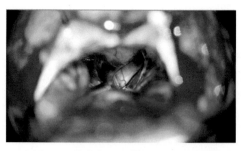

彩插 10 颅壁凸出之骨棘妨碍手术操作
（见正文 P137）

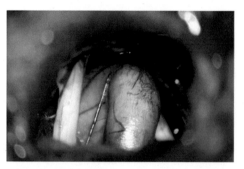

彩插 8 粗大、迂曲之椎－基底动脉占据 CPA
操作空间（见正文 P137）

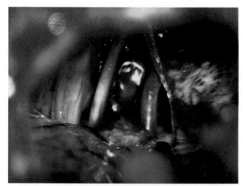

彩插 11 蛛网膜增厚呈毛玻璃样，采用锐性
解剖（见正文 P138）

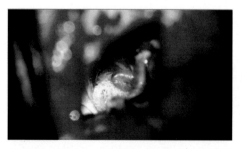

彩插 9 HFS MVD：减压后发现责任动脉打折
扭曲成角（见正文 P137）

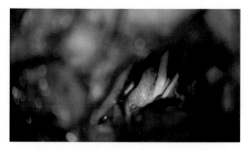

彩插 12 HFS MVD：面听神经分离
（见正文 P138）

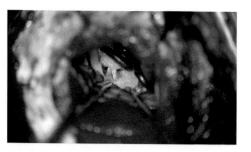

彩插 13　HFS MVD：面听神经分离，面神经
仍从内耳门出颅（见正文 P138）

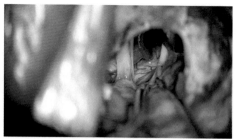

彩插 16　HFS MVD：VA、PICA 主干、AICA 分
支共同压迫（见正文 P159）

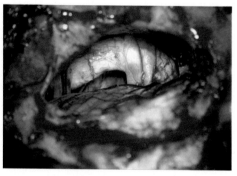

彩插 14　迂曲硬化的 VA（见正文 P140）

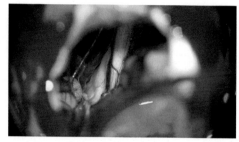

彩插 17　HFS MVD 术中见面听神经之间穿行
的静脉不需处理（见正文 P161）

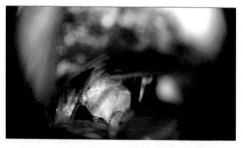

彩插 15　HFS MVD：将 VA 推向颅底硬膜并打
胶悬吊（见正文 P143）

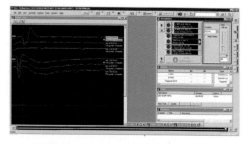

彩插 18　HFS MVD：减压后 AMR 消失
（见正文 P164）

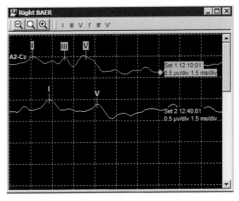

彩插 19　BAEPs 异常（见正文 P199）

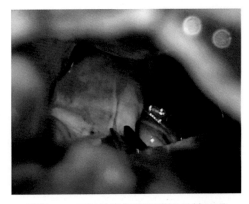

彩插 22　三叉神经根周围增厚的蛛网膜
（见正文 P214）

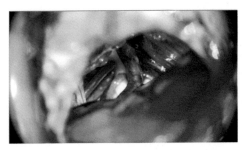

彩插 20　TN MVD：岩上静脉阻挡妨碍手术
操作（见正文 P212）

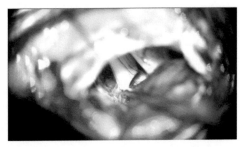

彩插 23　TN MVD：位于三叉神经根腹侧靠近
脑干的责任血管容易被遗漏
（见正文 P216）

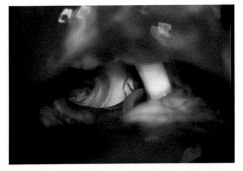

彩插 21　TN MVD：SCA、AICA 及岩上静脉属
支共同压迫（见正文 P213）

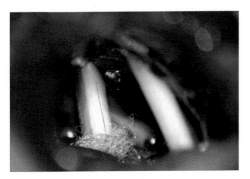

彩插 24　TN MVD：靠近麦氏囊区的责任血管
必须处理（见正文 P216）

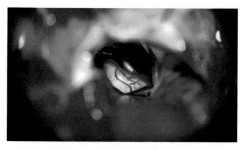

彩插 25　TN MVD：单纯岩上静脉属支压迫（一）
（见正文 P218）

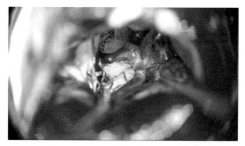

彩插 27　TN MVD：垫开岩上静脉属支减压
（见正文 P219）

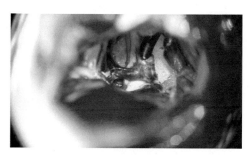

彩插 26　TN MVD：单纯岩上静脉属支压迫（二）
（见正文 P218）

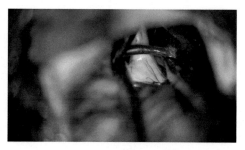

彩插 28　TN MVD：抬起责任动脉后发现其在
三叉神经根部造成的压迹
（见正文 P239）